临床流行病学
——疾病结局的研究
（第3版）

Clinical Epidemiology
—The Study of the Outcome of Illness

原　著：Noel S. Weiss
主　译：蔡　红　何忠虎
译　者（按姓氏笔画排序）：
　　　　王其艳　邓秋菊　刘芳芳
　　　　刘萌飞　何忠虎　沈　娜
　　　　张婵媛　杭　栋　徐仲尧
　　　　董采萱

北京大学医学出版社

LINCHUANG LIUXINGBINGXUE——JIBING JIEJU DE YANJIU

图书在版编目（CIP）数据

临床流行病学：疾病结局的研究：第3版/（美）韦斯（Weiss，N.S.）著；蔡红，何忠虎译．—北京：北京大学医学出版社，2014.1

书名原文：Clinical Epidemiology:The Study of the Outcome of Illness

ISBN 978-7-5659-0656-5

Ⅰ．①临… Ⅱ．①韦… ②蔡… ③何… Ⅲ．①临床流行病学 Ⅳ．①R181.3

中国版本图书馆CIP数据核字（2013）第233337号

北京市版权局著作权合同登记号：图字：01-2011-3953

Clinical Epidemiology：The Study of the Outcome of Illness，third edition
Noel S.Weiss
Copyright © 2006 by Oxford University Press
CLINICAL EPIDEMIOLOGY:THE STUDY OF THE OUTCOME OF ILLNESS，THIRD EDITION was originally published in English in 2006. This translation is published by arrangement with Oxford University Press.
Simplified Chinese translation copyright © 2014 by Peking University Medical Press. All rights reserved.

临床流行病学——疾病结局的研究（第3版）

主　　译：蔡　红　何忠虎
出版发行：北京大学医学出版社（电话：010-82802230）
地　　址：（100191）北京市海淀区学院路38号　北京大学医学部院内
网　　址：http://www.pumpress.com.cn
E-mail：booksale@bjmu.edu.cn
印　　刷：北京佳信达欣艺术印刷有限公司
经　　销：新华书店
责任编辑：董采萱　　责任校对：金彤文　　责任印制：苗　旺
开　　本：710mm×1000mm　1/16　印张：12.25　字数：192千字
版　　次：2014年1月第1版　2014年1月第1次印刷
书　　号：ISBN 978-7-5659-0656-5
定　　价：52.00元

版权所有，违者必究
（凡属质量问题请与本社发行部联系退换）

译者前言

临床流行病学领域的经典教科书——《临床流行病学——疾病结局的研究（第3版）》终于引进并付梓出版。在此之际，译者谨向本书的原著者美国华盛顿大学 Noel S.Weiss 教授致以深深的敬意，没有他的支持就不会有这本书的中文版与国人见面。

临床流行病学，作为流行病学领域的重要分支，几十年来为人类医药事业的发展起到了重要的推动作用。越来越多的流行病学和其他学科科研及临床工作人员均对这门学科产生了浓厚的兴趣，并纷纷付诸实践。因为他们在临床实践中不断遇到新问题、新挑战，而临床流行病学正是解答他们疑问的最佳工具之一。

Weiss 教授的《临床流行病学——疾病结局的研究》在国际临床流行病学领域久负盛名。他在书中大量援引现实生活中的经典案例，深入浅出地对临床流行病学的基本概念、筛检试验在改善疾病结局方面的作用、治疗有效性和安全性评价以及疾病自然史等最基础但也是最重要的话题逐一进行阐述与归纳。第3版中，还加入了系统综述与 Meta 分析的有关章节，使得全书内容更为完善。对于那些经验尚不丰富的临床流行病学专业人员以及对这一学科感兴趣的临床工作者，这本书无疑将是一本十分理想的入门教材。而如果读者有心能够进一步精读并深入思考，那么将会发现，在作者朴实无华的文字背后，是一个流行病学大家多年的工作积累与感悟。希望读者通过对本书的学习，能够对这一领域有比较深入而全面的了解，并能够在此基础上读懂相关文献，从而为医疗决策寻找证据，甚至能够独立开展规范的临床流行学研究来解答实际工作中遇到的困惑与疑问。

　　本书的翻译团队多由年轻人组成，虽然认真负责，但翻译经验和对专业的理解势必存在局限。Weiss 教授惜字如金又蕴意丰富的语言风格也给这本书的翻译工作提出了挑战。因此，文中疏漏在所难免，望读者指正。

译者

2013 年 11 月于北京

原著前言

本书的第 1 版和第 2 版分别出版于 1986 年和 1996 年。现在我们将进入 2006 年,是否该出第 3 版呢?除了时间又过去了 10 年外,还有如下几个原因使我对这个问题给出肯定的答案:

1. 过去这段时间里,我发现很多研究在设计、实施以及论文撰写等方面都很好地应用或诠释了之前版本中介绍的方法及原则。我想有必要把它们以案例的形式加入到新的版本中。
2. 目前看来,随着这一领域尤其是随机对照试验研究的不断发展,第 2 版已经显得不够完整了。特别是上一版中完全没有涉及 Meta 分析这一评估治疗效果的重要工具。为了使 Meta 分析这一章的撰写具有足够深度,我邀请了一位在该领域经验丰富的同事——Peter Cummings 负责该章节的全部撰写工作。

我在华盛顿大学的很多同事以及学生都阅读了这本书初稿的部分章节,并提出了很多有益的建议。他们包括 Peter Cummings,Tom Koepsell,Bruce Psaty,Loren Dalrymple,Wendy Langeberg,Kathryn Adeney,Annette Adams,Nancy Morden 以及 Ian de Boer。

在医疗实践中审慎地应用有效的检测与治疗手段,同时最大限度地避免不良反应发生是最理想的选择。撰写本书的目的就是帮助研究人员对检测及治疗方案进行科学的评估和分析,从而得出客观、可靠的结论,同时也帮助临床流行病学研究人员对自己的研究结果进行更科学的解释。

目　录

1　临床流行病学——概念及应用 ·· 1
2　诊断与筛检试验——评价其预测疾病不良结局的能力 ················· 6
3　诊断与筛检试验——评价其改善疾病结局的作用 ······················· 26
4　治疗效果评估——随机对照试验 ·· 46
5　治疗效果——非随机研究 ··· 84
6　治疗安全性评估 ·· 112
7　疾病自然史 ··· 147
8　总结性证据——系统综述及 Meta 分析 ····································· 162
索　引 ··· 184

1

临床流行病学
——概念及应用

一位中年间歇性跛行患者,最近几年症状进行性加重。其血糖水平正常,但是有较长的吸烟史。物理检查结果显示,除下肢动脉搏动消失外,其他情况均正常。测得足背动脉的收缩压是肱动脉收缩压的70%。该患者是否该接受超声和(或)动脉造影检查并通过手术治疗病变?

在给出治疗建议之前,医生需要考虑以下问题:

1. 如果不进行手术,该患者的症状会如何发展,其预期寿命是多少?
2. 可供选择的检查能否(a)发现可治疗的病变,(b)不产生假阳性结果,(c)无不良效应?
3. 手术治疗在改善患者近期和远期症状、防止疾病进展,以及预防并发症方面起多大作用?

临床流行病学就是研究并回答这类问题的学科。

流行病学是一门研究人群中疾病发生的差异并解释差异产生原因的学科。它首先是观察发病的人群,并把发病人群与未发病人群进行比较,寻找差异特征,然后判断和推测哪些特征与疾病的发生有关。

临床流行病学的概念与流行病学类似。它是研究疾病结局的差异并解释产生这些差异的原因的学科。其研究模式也与流行病学相似。首先，观察产生不同结局的疾病人群，包括康复者、疾病进展者和发生并发症者，并总结不同结局患者的特征。然后，根据患者特征或治疗方案的差异，推断其对疾病结局的影响。

一般来说，决定疾病结局的最重要的因素是诊断和治疗。由于临床流行病学是定量地比较不同干预措施（包括诊断和治疗）的效果，所以研究结果具有直接的临床应用价值。

为了举例说明流行病学和临床流行病学要解决的问题，让我们回到上文提到的间歇性跛行的话题。流行病学旨在研究疾病相关的病因以及病理机制；例如对比吸烟者和不吸烟者间歇性跛行的患病率。研究如果发现吸烟与间歇性跛行有很强的相关性，且存在剂量反应关系，同时有非流行病学研究证据支持吸烟对外周动脉有害，那么就可以推断吸烟是引起间歇性跛行的原因。

与流行病学不同，临床流行病学侧重研究疾病的结局和治疗效果。因此，其观察的内容是：未经治疗的跛行患者的病情进展情况，或同类患者经超声或动脉造影检查发现可手术治疗病变的阳性率，以及接受手术治疗的患者症状和生理功能的改善情况。通过这些研究结果，可以推断对跛行的患者进行诊断性检查和手术治疗的效果。根据以上研究，可以回答如下问题：患者症状和体征的改善在多大程度上与治疗相关？换句话说，如果不采取手术治疗，患者是否也可能转归到理想的结局？如果基于检查结果选择手术治疗并可能使患者的情况得到改善，那么接受检查者中有多大比例的患者最终获益？他们的花费如何？由于需要权衡医疗成本以及超声/动脉造影检查和手术的危害，有必要对上述问题给予定量的答案。

临床流行病学定义里所说的"疾病"（illness）是一个较为宽泛的概念，不等同于平常特指的某一解剖或生理异常的疾病（disease）。临床流行病学中的"疾病"一般指患者就医的症状或者医务人员发现的体征。因为临床流行病学研究主要用于评估医疗实践，所以作者这里所说的"疾病"是指所有导致人们去寻求医疗服务的原因。临床流行病学的研究对象也由此界定，即所有因某一特殊症状、体征或疾病而寻求医疗服务的人群。

临床流行病学与临床决策

当我们需要决定是否让患者接受某一检查时，首先应该回答以下问题：

1. 这项检查是否能够预测某种需要避免的结局？例如，粪便隐血筛查结果能否预测患者是否会死于结直肠癌？
2. 如果获得这项检查结果，我们是否能够依此进行治疗进而降低发生某一结局的可能性和（或）减少治疗所导致的不良反应？例如，对粪便隐血筛查出的肿瘤患者给予治疗是否比那些经临床诊断发现肿瘤再行治疗患者的效果更好？

如果以上两个问题的答案都是肯定的，那么我们必须量化所期望得到的健康收益，并需要确认检查的花费是可以接受的。例如，如果我们已经确定粪便隐血检查可以减少结直肠癌患者的死亡和致残，那么就有必要权衡这项检查所带来的益处、检查的花费以及用以排除假阳性的花费。

在决定是否采用一种治疗方法的时候，也常常需要类似的思考。要全面评估与其他治疗方法相比，这种治疗方法所能带来的收益，并确定其花费是否适当。

临床流行病学研究的一个关键任务就是准确地阐明进行一项检查或采用一种治疗所导致的健康结局。是否应该采用一项可以产生良好结局、花费适当的治疗方法，则应由医疗服务提供者及其患者共同决定，而行业协会对这种决定的指导正在日益增加（Eddy，1991a，b）。

如果所做的决策关乎针对公共健康的干预措施，则每个社区都需要理性地支配可应用资源，以减少其成员可能发生的疾病和死亡。例如，我们在公路安全方面的投入数额是有限的。尽管增加高速路隔离带或建造铁路桥梁能够避免由交通事故造成的伤害和偶尔发生的意外死亡，但是我们可能没有能力负担这些设施建设的支出。又如，在一个人口规模为 10 000 人的小镇设立一所拥有经过严格培训人员的急诊医疗服务机构，每年可以避免 1 名心脏停搏患者死亡，但是在很多相似规模的小镇里，这种项目的花费超过了民众愿意接受的范围。

因为医疗服务的绝大部分花费是由社会承担的，所以社会意愿在决定每项医疗费用支出时应起到一定作用。尽管医疗服务的提供者应该尽可能地改善患者的健康状况，但是这种"尽可能"的范围应该由埋单者界定。有时医疗服务提供者因考虑到社会的意愿而不能给予在资源充足时应该给予的建议。因为他们意识到了资源是有限的，能做的事也是有限的。因此，医疗服务提供者的目标就是以最有效的方式利用有限的资源。例如，对于一位已经接受过多次宫颈筛查且结果均为阴性的女性，医生可能只需要对其进行每3年一次的巴氏涂片检查。这样做不是因为该方式能更好地预防妇女死于宫颈癌，而是因为这是一种更为便宜的方式，并可以避免绝大多数妇女死于宫颈癌。

案例：急性胸痛患者的某些临床特征与心肌梗死的发生具有相关性。一组研究者（Fineberg et al., 1984）在低风险（发生心肌梗死的可能性低于1/20）胸痛患者中开展了一项研究，目的是评估医疗支出与健康结局的关系。该研究比较了两种紧急处理方法：（a）收入冠心病病房，（b）收入"中级"护理病房（即患者接受心电图监护和抗心律失常治疗，但不用重症监护）。他们发现在中级护理病房死于心室纤颤和完全性心脏传导阻滞者稍多。但是，他们的结论认为"将低危险的心肌梗死患者收入'中级'护理病房是合适的，因为如果把此类患者全部收入冠心病病房，每挽救1个生命需要多支付200万美元的医疗器械费用"。

不幸的是，21世纪初世界上的某些地区财政经费非常紧张，以至于连一些不是很昂贵的医疗服务都无法供给。例如，一位参与预防人类免疫缺陷病毒（HIV）母婴传播项目的乌干达国家协调员曾经指出，他所在的政府没有能力为HIV阳性母亲提供婴儿配方奶粉。他说，"我们是否应当负担这笔支出？当我们的医疗服务还不能提供诸如叶酸一类的孕期基本药物时，让其提供婴儿配方奶粉是否得当？在一个资源紧缺的体系内，我们必须从实际出发，做可能完成的事情"（Wendo, 2003）。

目前，北美和欧洲的资源可能并不像乌干达那样紧张，但是大多数医疗服务提供者和患者都意识到了资源是有限的。对于各种检查和治疗方法，人们不仅要评估其有效性，还要评价其性价比。请阅读下面摘自2002年一期《新英格兰医学杂志》中（Gaspoz et al., 2002）两段意思相悖的话，文章在第一段阐述了新药物的有效性，而在第二段并没有推荐临床常规使用。

氯吡格雷，一种噻吩并吡啶衍生物，与阿司匹林相比，可以使心血管疾病患者发生缺血性卒中、心肌梗死或因心血管疾病死亡的相对风险降低8.7%；与单独使用阿司匹林相比，在使用阿司匹林的基础上加用氯吡格雷可以使急性冠状动脉综合征患者死于心血管事件、再梗死或卒中的风险降低20%。

但是，阿司匹林用于冠心病的二级预防在成本-效益方面是很有吸引力的。因为氯吡格雷较为昂贵，治疗成本较高，限制了其在临床上的应用，目前主要应用于不宜服用阿司匹林的患者。

用于医学决策时权衡医疗收益和支出成本的研究方法——决策分析——可以在其他书籍中查阅（Petitti，2000）。书中针对不同患者的医疗策略列举了这种方法的应用实例。

参考文献

Eddy DM. The individual vs. society: Is there a conflict? *JAMA* 1991a;265: 1446, 1449–1450.

Eddy DM. The individual vs. society: Resolving the conflict. *JAMA* 1991b;265: 2399–2406.

Fineberg HV, Scadden D, Goldman I. Care of patients with a low probability of acute myocardial infarction: Cost effectiveness of alternatives to coronary-care-unit admission. *N Engl J Med* 1984;310:1301–1307.

Gaspoz J-M, Coxson PG, Goldman PA, et al. Cost effectiveness of aspirin, clopidogrel, or both for secondary prevention of coronary heart disease. *N Engl J Med* 2002;346:1800–1806.

Petitti, DB. *Meta-Analysis, Decision Analysis, and Cost Effectiveness Analysis: Methods for Quantitative Synthesis in Medicine.* Oxford, New York, 2000.

Wendo G. HIV-positive mothers in Uganda resort to breast feeding. *Lancet* 2003;362:542.

（董采萱 译）

2

诊断与筛检试验
——评价其预测疾病不良结局的能力

医务工作者对患者进行诊断或筛查性的检测,其主要目的是为了收集相关信息,以对患者后续的医疗行为作出决策。疾病的症状或体征出现以后,为了确定诊断并给予恰当的治疗而进行的检查被称为"诊断性检测",也叫诊断试验;疾病的症状或体征还未出现的时候,为了早期发现疾病而进行的检查被称为"筛查性检测",也叫筛检试验。医务人员选择进行诊断或筛检试验的原因是相信这些检查所带来的益处高于检查本身的成本投入。一项诊断或筛检试验的价值取决于两个方面:检测的准确性和检测能给大众健康带来的益处。

检测的准确性包括:(a) 可靠性,即试验结果的重复一致程度;(b) 真实性,即检测结果和真实值的符合程度。一项检测的有效性可通过相关指标进行测量,本章节通过实例对这些指标加以介绍。

案例:临床上大部分急性心肌梗死患者都会有胸痛症状,但是大部分的胸痛又不是由急性心肌梗死引起的。由于心肌梗死的后果很严重,所以对于很多胸痛待查的患者,医生都会要求他们留院观察以排除心肌梗死的可能。在一项"避免非心肌梗死的胸痛患者住院"研究中，Goldman 等（1982）欲建立一组临床诊断标准，以便更好地预测心肌梗死的发生。（关于在诊断试验中临床标准应用问题的讨论，详见 Wasson et al., 1985。）研究纳入了若干个月内因胸痛到急诊室就诊的全部患者，并对他们首次急诊就诊和随后 6～10 个月的健康信息进行了分析。心肌梗死的判别标准包括心电图改变、心肌酶升高与放射性核素检查异常。研究人员根据患者急诊时心电图的异常情况、疼痛特征与持续时间、年龄等因素构建了一个数学模型来预测心肌梗死的发生，并把患者分为阳性与阴性。这一预测模型的预测结果与实际心肌梗死的发生情况如表 2.1 所示：

表 2.1 急诊心肌梗死诊断标准

预测模型	心肌梗死		
	是	否	合计
阳性	50	91	141
阴性	5	211	216
合计	55	302	357

我们可以根据心肌梗死与非心肌梗死的患者被正确归类的程度来评判这个预测模型的有效性。例如，在真实发生心肌梗死的患者中，被预测模型正确判别为阳性的患者比例（预测模型的灵敏度）为 50/55×100%=90.0%；在未发生心肌梗死的患者中，被预测模型正确判别为阴性的患者比例（预测模型的特异度）为 211/302×100%=69.9%。

另外，预测模型的有效性还可以通过被判定为阳性或阴性的人是否发生心肌梗死来衡量。在上述例子中，被预测为阳性并真正发生心肌梗死的百分比（阳性预测值，$PV+$）为 50/141×100%=35.5%，被预测为阴性而不发生心肌梗死的百分比（阴性预测值，$PV-$）为 211/216×100%=97.7%。作者在表 2.2 中对这些数据进行了总结。

表 2.2　诊断试验或筛检试验有效性的衡量指标

预测模型	计算流程			实例			
	参考标准（临床诊断）				心肌梗死	无心肌梗死	合计
	阳性	阴性	合计				
阳性	a	b	a+b	阳性	50	91	141
阴性	c	d	c+d	阴性	5	211	216
总计	a+c	b+d		总计	55	302	

指标	公式	例子	定义
a. 灵敏度	a/(a+c)	50/55 (90.99%)	在患病人群中筛检阳性者所占百分比
b. 特异度	d/(b+d)	211/302 (69.9%)	在非患病人群中筛检阴性者所占百分比
c. 阳性预测值 PV+	a/(a+b)[a]	50/141 (35.5%)	筛检阳性者患病概率
d. 阴性预测值 PV−	d/(b+d)[a]	211/216 (97.7%)	筛检阴性者不患病概率

[a] 只有当 (a+c)/n 代表了参考人群中真阳性的真实比例时，这一计算才有意义。如果这一前提条件不能满足，那么必须结合其他必要的辅助信息我们才能通过灵敏度和特异度对预测值进行估计（详见 9～13 页）。

不同抽样方法的预测值估计

评估数学模型对心肌梗死发生的预测有效性是决定该模型能否用于临床的第一步。随后还要考虑相关的成本投入，包括模型实施的成本、医院收治所有胸痛患者的成本以及心肌梗死的发病率与死亡率等。图 2.1 显示了仅收治模型判断为阳性的患者与收治所有胸痛患者住院这两种选择的不同结局，同时考虑心肌梗死的发病率与死亡率。

图 2.1 的上半部分，描述的是收治模型判断为阳性患者的结果。要估计这部分患者的死亡率与致残率，首先要估算模型判断为阳性或阴性患者的心肌梗死发生率。在上述例子中，模型判断为阳性的患者患心肌梗死的比例为 50/141

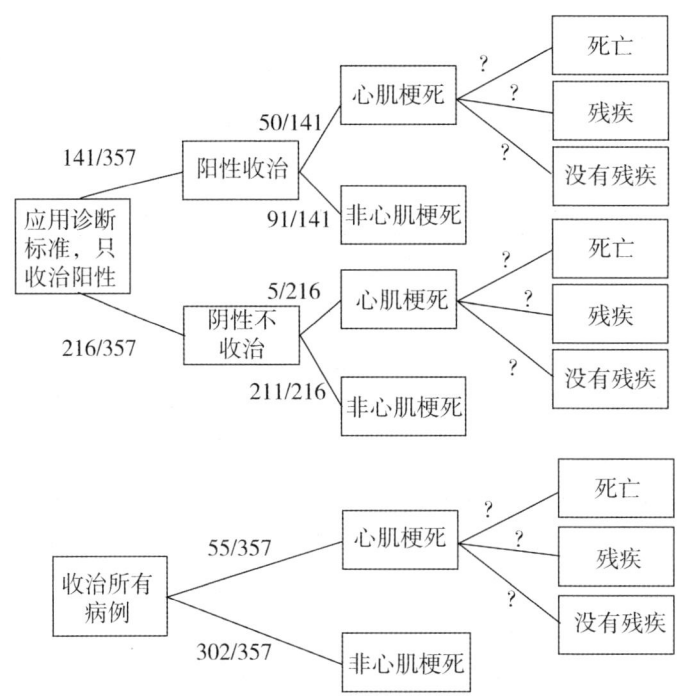

图 2.1 比较对胸痛患者采取两种不同策略时的死亡与伤残情况

(即阳性预测值)。阴性患者发生心肌梗死的比例为 5/216（即 1- 阴性预测值）。阳性预测值和阴性预测值是衡量检测有效性很重要的指标，但是有一些研究设计是无法直接计算阳性预测值和阴性预测值的，因此，对检测有效性的判断需要使用其他方法，以下举例说明。

（1）心肌梗死预测模型的有效性研究除了可以在心肌梗死病例与有胸痛但没发生心肌梗死的其他病例之间进行比较外，还可在心肌梗死病例和非病例（健康人群）之间进行比较（类似病例 - 对照）。在下面的例子中，研究选取了与病例相同数量的非病例（55 例）为对照。假设非病例组中筛检预测阳性与阴性的比例和上述例子一致（表2.1），那么非病例组中筛检试验阳性的人数应该是 91/302×55=17，阴性人数是 211/302×55=38。具体数值见表 2.3：

表 2.3

预测模型	心肌梗死		
	是	否	总计
阳性	50	17	67
阴性	5	38	43

如果按表 2.2 给出的公式计算，则阳性预测值为 50/67（82.1%），阴性预测值为 38/43（88.4%），这个结果显然与之前的结果不一致。这是因为阳性预测值和阴性预测值的计算会受病例数和非病例数比例的影响。而真实的病例数与非病例数比例是和人群的发病率或患病率相关的。在这个例子中，人为将病例组和非病例组的人数设定为 1∶1，实际背离了人群中病例与非病例的真实比例（没考虑实际患病率），因此所得到的预测值是不正确的。与阳性预测值和阴性预测值相反，检测的灵敏度、特异度分别为在病例中筛检结果阳性的比例和在非病例中筛检结果阴性的比例，这一比例则不受病例与非病例相对数量的影响。如果可以获得疾病在筛检目标人群中的患病率，在病例对照研究中我们就可以利用灵敏度和特异度结果对阳性预测值和阴性预测值进行估计。直接的计算方法如下：

1. 任选一定数量的筛检总人口，例如 10 000。
2. 用总人数乘以筛检疾病的患病率。假设心肌梗死在胸痛患者中的患病率是 15.4%（前述研究中 357 名患者的患病率），那么在 10 000 个胸痛患者中则有 1540 人患心肌梗死，8460 人不患心肌梗死。
3. a. 患病人数乘以筛检试验的灵敏度得到真阳性人数。
   b. 没患病人数乘以筛检试验的特异度得到真阴性人数。
4. 在每个亚层中确定假阴性和假阳性人数。在上例中，假阴性有 140 人（1540–1400），假阳性有 2615 人（8460–5845）。最终的四格表见表 2.4：

表 2.4

预测模型	心肌梗死		
	是	否	合计
阳性	1540×50/55=1400	2615	4015
阴性	140	8460×38/55=5845	5985
合计	1540	8460	10 000

5. 用四格表中的数据计算阳性预测值和阴性预测值：

$$PV+ =1400/（1400+2615）=34.9\%$$

$$PV- =5845/（5845+140）=97.7\%$$

这一结果与上述研究中在 357 名患者中计算得出的预测值相同。

阳性预测值还可以由下面的公式计算得出（贝叶斯理论）：

$$PV+ = \frac{p(D)（灵敏度）}{p(D)（灵敏度）+[1-p(D)]（1-特异度）}$$

$$PV+ = \frac{p(D)}{p(D) + \frac{1-p(D)}{LR+}}$$

其中，$p(D)$ 是疾病在筛检目标人群中的患病率；$LR+$ 为阳性似然比，等于灵敏度/(1-特异度)。与之相似，阴性预测值计算公式如下：

$$PV- = \frac{1-p(D)}{1-p(D)+[p(D)LR-]}$$

其中，$LR-$ 为阴性似然比，等于 (1-灵敏度)/特异度。在上述例子中：

$$p(D) =0.1541，1-p(D) =0.8459$$

$$LR+ = \frac{50÷55}{1-(38÷55)} =2.9412$$

$$LR-=\frac{1-(50\div 55)}{38\div 55}=0.1316$$

所以

$$LR+=\frac{0.1541}{0.1541+\frac{1-0.1541}{2.9412}}=0.349$$

$$PV-=\frac{0.8459}{0.8459+0.1541\times 0.1316}=0.977$$

以上例子说明疾病的患病率直接影响预测值,进而直接影响筛检试验的可行性。阳性预测值和阴性预测值的准确估计需要以下条件之一:(a) 研究样本的疾病患病率与未来筛检的总体目标人群一致或很接近;(b) 能获得未来筛检人群患病率的准确数据。当疾病比较罕见时,即使筛检试验的灵敏度和特异度都很高,其阳性预测值仍然很低。这是因为当患病率很低时,病例人数就会很少,非病例人数就会很多,任何小于100%的特异度都会导致相当数量的检测为阳性的非病例(假阳性),从而使真实病例在检测阳性总数中的比例变得很低,也就是阳性预测值很低,最终导致该试验判别阳性结果者是否为真实病例的能力很低。表2.5描述了一项灵敏度与特异度都是97%的筛检试验:

表 2.5 患病率和预测值的关系

患病率	阳性预测值	阴性预测值
0.1	0.782	0.997
0.01	0.246	0.999 7
0.001	0.031	0.999 97
0.000 1	0.003	0.999 997

由表2.5可见,只有当疾病的患病率在10%以上时,阳性预测值才大于0.5。当疾病的患病率为1/1000或更小时,阳性预测值太低以至于筛检试验几乎没有临床和公共卫生方面的应用价值(除非发现一个真阳性的收益远远大于

很多假阳性的成本）。阴性预测值随着疾病患病率的下降而逐渐接近1，其变异比阳性预测值小得多。但是要注意，有时阴性预测值很小的变动对于决策也是至关重要的。例如，一些医生认为所有的胸痛患者都应该住院，理由是有2%～3%的患者虽然预测阴性却最终发生了心肌梗死（$PV-=97\%\sim98\%$）。他们认为有必要制定更灵敏的心肌梗死临床预测模型来降低假阴性率，之后才可用于对胸痛患者进行有选择性的住院治疗。

（2）上面的例子描述的是研究中患病者和非患病者的比例（例如心肌梗死）与未来应用人群中（例如急诊的胸痛患者）不一致的情况。还有另一种情况，也就是研究对象的纳入标准与未来推广使用的人群间可能存在区别（选择偏倚）。例如，医院的次级急诊室（译者注：美国的一种亚急诊，收治非生命危急患者）收治和急诊室相同数量的临床预测模型阳性的患者，但收治的患者中胸痛程度较轻者的比例比急诊室更高。假设我们正在分析次级急诊室的数据，这里同样有141例模型判断为阳性的患者（与表2.1相同），但是有648例模型判断为阴性的患者（急诊室中为216例，表2.1），比急诊室多432人。如果这432例临床诊断为阴性的患者患心肌梗死的概率和急诊室的216人是一样的，估计其中10名阴性患者会发生心肌梗死（648人中合计会发生15例心肌梗死）。那么临床预测模型与心肌梗死发生的关系见表2.6：

表 2.6

预测模型	心肌梗死		
	是	否	合计
阳性	50	91	141
阴性	15	633	648
合计	65	724	789

与表2.2相比，虽然灵敏度下降，特异度上升（633/724=0.86），但预测值不变（$PV+=50/141=0.355$；$PV-=633/648=0.977$），改变的只是预测模型阳性和阴性的比例（141/648）。

但这一结果实际上很可能存在问题。两个急诊室临床诊断阴性的患者胸痛程度是不同的，疼痛程度轻的患者去常规急诊看病的可能性很小，同时他们患心肌梗死的概率也更小。所以按照急诊患者中胸痛者心肌梗死的发生比例，在次级急诊临床诊断为阴性的 432 名胸痛患者中应该有 10 名患者发生心肌梗死，但实际上因为他们胸痛程度较低，可能根本没有人发生心肌梗死。如果预计发生心肌梗死的 10 人都未出现心肌梗死，那么特异度和阴性预测值都会受到影响：阴性预测值为 643/648=0.992（译者注：643=633+10 名原本估计会发生心肌梗死的人），比从急诊获得的数值要高（急诊为 211/216=0.977）。[此时阳性预测值并不受影响，这是因为该数值的计算过程是在筛检试验阳性人群中进行的（译者注：也即表 2.6 中的"50"与"91"，这两个数字均未发生变化）。] 以上例子说明，要保证研究所得到的阴性预测值在另一个人群也是有效的，就必须保证两个人群中接受筛检者的相似性（译者注：例如次级急诊室中接受评估的患者和常规急诊室的患者胸痛程度不同，所以被筛查人群的相似性不佳）。

（3）如果研究人群与筛检试验推广的目标人群相似程度较低，那么无论是阳性预测值还是阴性预测值，在推广时都可能是无效的。试想，如果在症状典型的结肠癌患者中而不是无症状的高危人群中进行便隐血筛查，那么计算得出的灵敏度就一定会被人为提高。这是由于症状典型的患者疾病程度更严重，大便里面有血的可能性更大。所以，虽然这种方案得出便隐血试验的特异度仍然是准确的（特异度只由非患者组的数据计算得出），但阳性预测值和阴性预测值都较真实值偏高。

Begg（1987）和 Freedman（1987）提供了更多实例来介绍其他导致评估筛检试验的真实性发生偏倚的情形。

当筛检试验结果为多分类或连续资料时对预测值的估计

在一些筛检试验中，结果可能不仅是"阳性"与"阴性"，还有可能是多分类等级资料甚至是连续变量。例如"高血压"筛检结果可能不是用阴性或阳性来表示的，而是更为精确地用"毫米汞柱（mmHg）"表示。在某些需要解读的检查中（例如 X 线和心电图），有可能出现"中间"或是"边缘"结果，而不是简单的阴性和阳性。那么我们是否可以对那些结果具有 2 个以上等级的筛检试验进行预测值评估呢？

答案是肯定的，其基本思路就是对连续变量或者等级资料进行亚组的划分，不过前提是我们的样本量和数据能够支持我们这样做。举个例子，如果要估计各个收缩压水平对卒中发生的预测值，我们就要对实际的血压检测值进行分组（比如以 10mmHg 为分组间隔），前提就是每个组内必须有足够多的样本以保证有足够多的卒中病例，从而保证统计把握度。

还是以之前利用数学模型预测胸痛患者发生心肌梗死的研究为例。我们进一步将临床预测模型结果阳性的对象细分为"强阳性"和"弱阳性"两组，计算结果如表 2.7 所示：

表 2.7

预测模型	心肌梗死		
	是	否	合计
强阳性	38（46.3%）	44（53.7%）	82
弱阳性	12（20.3%）	47（79.7%）	59
阴性	5（2.3%）	211（97.7%）	216
合计	55（15.4%）	302（84.6%）	357

在模型判断为"强阳性"的人中，有 46.3% 的人发生了心肌梗死；"弱阳性"和"阴性"的人中发生心肌梗死的比例分别为 20.3% 和 2.3%。这三个值不仅可以两两之间互相比较，还可以同非条件心肌梗死概率进行比较。非条件心肌梗死概率是指不考虑数学模型的预测结果时总的心肌梗死发生概率（55/357=15.4%）。同理，这三个分组中不发生心肌梗死的概率依次为 53.7%、79.7% 和 97.7%。

由于一些研究纳入样本的时候有选择性，所以研究样本中患者与非患者的比例与真实人群可能不同。如在之前的例子中，研究比较了 55 个心肌梗死患者与 55 个未发生心肌梗死的胸痛患者。在这种情况下,即便筛检试验的结果是多分类的(多于 2 个分类),仍然可以对预测值进行估计。计算过程如下:

表 2.8

预测模型	心肌梗死	
	是	否
强阳性	38 (0.6909)[a]	8 (0.1455)
弱阳性	12 (0.2182)	9 (0.1636)
阴性	5 (0.0909)	38 (0.6909)
合计	55 (1.00)	55 (1.00)

[a] 括号内的数字为列百分比,如:38/55=0.6909。

模型判断阳性的患者确实发生心肌梗死的概率是:

$$PV+ = \frac{p(D)}{p(D) + \frac{1-p(D)}{LR+}}$$

其中 $p(D)$ 是筛检人群中疾病的发生概率(通常通过其他来源得到),$LR+=$ 灵敏度 / (1- 特异度)。假设 $p(D)$ 的值为 0.154(之前 357 名患者的研究数据),在"强阳性"组中,$LR+=0.6909/0.1455=4.750$,则在这组患者中患心肌梗死的概率为:

$$\frac{0.154}{0.154 + \frac{1-0.154}{4.750}} = 0.464$$

"弱阳性"组患心肌梗死的概率为:

$$\frac{0.154}{0.154 + \frac{1-0.154}{0.2182 \div 0.1636}} = 0.195$$

"阴性"组患心肌梗死的概率为:

$$\frac{0.154}{0.154+\dfrac{1-0.154}{0.0909\div 0.6909}}=0.023$$

这些值和表 2.7 中由 357 名患者直接计算得出的预测值是一样的（或非常近似）。对于已知诊断结果的患者，不发生心肌梗死的概率是（1- 阳性预测值）："强阳性"组 =1-0.463=0.537，"弱阳性"组 =1-0.196=0.804，"阴性"组 =1-0.023=0.977。这些结果都与表 2.7 中的值很接近甚至相同。

使用一个复合指标来评估筛检的真实性

有人尝试着用一个复合指标来评价整个筛检试验的有效性，其中最常用的就是正确分类的患者占筛检患者的百分比（这种测量指标被称为"检验效能"；见 Galen and Gambino，1975）。用表 2.1 中心肌梗死患者的数据，这个百分比为：

$$\frac{真阳性数 + 真阴性数}{总患者数}\times 100\% = \frac{50+211}{357}\times 100\% = 73.1\%$$

然而，还是应该尽量避免使用"正确分类百分比"评价筛检试验的真实性，即使这种筛检试验的结果是标准的二分变量，如阴性和阳性。原因如下：首先，该指标不像阳性预测值和阴性预测值那样能够帮助我们对是否推广这项筛检做出决策；其次，有时候这样的指标也会得出导致误导的结论。例如，有一个灵敏度为 0，特异度为 100% 的筛检试验，也就是说，每个个体的筛检结果都是阴性的。仍以心肌梗死为例（表 2.1），这个完全没有任何作用的筛检试验的正确分类百分比为 [（0+302）/357]×100%=84.6%，比用临床预测模型得出的结果（60.5%）还要高。

在评估试验真实性时，如何选择试验结果的参比标准

试验检测的结果可与当时的检测参照值进行比较来判断其性质，参照值可

以是一项生理参数水平、一种病理状态或未来是否发生某种结局。例如要评估血压计测量血压的有效性，可将测量值和动脉压测量值比较，也可以通过血压值对未来心血管疾病发生的预测能力来评估。

在某些情况下，如果一项筛检被证实能有效地评估生理或病理状态，则提示该筛检对相关临床结局具有较可靠的预测能力。例如，关于便隐血检测是否能预测大肠癌发生的研究并不是直接评估该疾病的死因别死亡率，但是筛查预测谁将死于大肠癌的实际能力是很强的，因为一旦发现某人患有大肠癌，那么以后他死于大肠癌的风险会比其他人高得多。同样的道理，因为我们知道血钾过高会导致心脏骤停，实验室测得准确的血钾数据对心脏骤停就有很好的预测作用。

尽管如此，在很多情况下我们还是需要对检测结果和临床结局之间的关联做出直接的评估。在这种思想的指导下，关于胸痛患者发生心肌梗死预测因素的研究（Goldman，1982）最终被扩展至心肌梗死所致不良结局（例如心肌梗死的并发症）的预测因素研究（Goldman et al.，1996）。在 7 家医院急诊室就诊的 10 682 名胸痛患者中，研究者寻找在 12 小时内发生"严重事件"（例如心脏骤停、心源性休克、疾病进展至最终需要手术干预）的患者，根据心电图结果、疼痛特点和体检发现，研究者将患者分为了 4 个等级，发生"严重事件"的概率从 0.1% 到 12.1%。用同样的标准对另外 4676 名患者进行的评估也得到了相似的结果。有关这项研究胸痛患者的详细分组方法和治疗措施的详细数据，请参见 Lee 和 Goldman（2000）的报道。

当然，不管一项筛检的结果是多么准确和有预测意义，只有当它能保障随后的干预措施有利于改善疾病预后，或者能阻止无效的干预措施时，筛检才有实施的意义。相关的疾病预后包括疾病并发症的发生率、并发症的严重程度、治疗不良反应的发生率和治疗不良反应的程度。筛检对这些疾病结局影响程度的评估方法将在下一章进行讨论。

问题

2.1. 为评估 300 名有尿道阻塞症状的住院男患者是否患有前列腺癌，泌尿科医生对其进行了直肠指检。在不参考其他检查和穿刺活检结果的情况下，直肠指检中出现不规则结节或者硬结就被认为是阳性。直肠指检与穿刺活检的结果分别如下（Guinan et al., 1980）：

直肠指检	前列腺穿刺活检阳性		
	是	否	合计
阳性	48	25	73
阴性	21	206	227
合计	69	231	300

我们假设穿刺活检的结果是判断是否有前列腺癌的"金标准"。

a. 在这个人群中，直肠指检筛检前列腺癌的灵敏度与特异度分别是多少？

b. 直肠指检的阳性预测值和阴性预测值分别是多少？

c. 你是一个基层医疗保健医生，考虑对50岁以上没有前列腺癌症状的男性人群进行直肠指检筛检。回顾文献，该年龄组前列腺癌的患病率约为0.5%。（ⅰ）用2.1a中得出的有尿道阻塞症状的患者中的灵敏度和特异度，计算直肠指检阳性人群中穿刺活检也为阳性的比例。（ⅱ）这个值比2.1b中的小，为什么？（ⅲ）如果把从有泌尿系统症状的患者中得到的灵敏度和特异度应用到你自己的医疗实践中，你会有什么样的顾虑？

2.2. 以下摘自一篇关于早期发现子宫内膜癌的论文。

在近300 000人的巴氏筛检人群中，177人的宫颈细胞学资料包括宫颈外刮片和宫颈内刷片，显示有不典型的子宫内膜细胞。在这177名妇女中，有134人在12个月内进行了进一步的诊断，其中有27人（20%）为子宫内膜癌。

为了评估发现不典型子宫内膜细胞对预测子宫内膜癌的有效性，我们可以通过上述数据计算下述哪项指标：(a) 灵敏度，(b) 特异度，(c) 阳性预测值，

(d) 阴性预测值？如果可以计算，它们的值分别是多少？不能计算哪些指标？还需要什么数据才能计算？

2.3. 假设你是一名妇产科医生，想确定妊娠早期超声检查显示羊水过少是否能预测自发性流产。几年中，你一共诊断了 32 个羊水过少的病例，其中 30 人出现了自发性流产；为便于比较，你选择了同时段正负 3 周内接受同样检查但未被诊断羊水过少的 52 名妇女作为对照组，发现其中只有 4 名发生了自发性流产。为了评估早期超声检查羊水过少对发生自发性流产的预测程度，可以通过上述数据计算下列哪些指标：(a) 灵敏度，(b) 特异度，(c) 阳性预测值，(d) 阴性预测值？分别是多少？

2.4. 准确预测胎儿肺成熟度对围生期医疗决策有很大帮助。例如，可以帮助医生选择剖宫产的适当时机，从而最大限度地降低新生儿呼吸窘迫综合征（RDS）的发生风险。荧光偏振（FP），一种检测羊水里表面活性物质相对含量的方法，似乎在大多数情况下都能对胎儿肺成熟度进行较为精确的预测。例如，一项研究（Chen et al.，1992）对连续收集的羊水样品进行 FP 分析，发现在 77 名出现 RDS 的新生儿中有 53 人 FP 值大于 0.29 个偏振单位，而在对照组（未发生 RDS）471 人只有 24 人 FP 值大于 0.29。在 77 名发生 RDS 的新生儿中，只有 5 人 FP 值小于 0.26，而对照组 471 个新生儿中有 394 人 FP 值小于 0.26。在 FP 为 0.260～0.289 的范围内，病例组有 19 人，对照组有 53 人，指标在这个范围内没有明确的临床指导意义。当 FP 在这一范围内时，一组研究人员想通过另一个指标——羊水中卵磷脂和鞘磷脂的比值（L/S），来区别 RDS 病例和正常新生儿。研究者对 72 人中的 55 人做了 L/S 检查，包括 19 个 RDS 病例中的 17 个（89.5%）和 53 个正常新生儿中的 38 个（71.7%），结果如下：

羊水中 L/S	RDS	没有 RDS
< 2.0	10	17
> 2.0	7	21

当羊水穿刺的 FP 结果为 0.260～0.289 时，L/S 检测的阳性预测值是多少（即 < 2.0）？L/S 检测的阴性预测值是多少（即 > 2.0）？这一结果与单纯 FP 检测（FP 介于 0.260～0.289）的阳性预测值、阴性预测值之间比较结果如何？

2.5. 下面的内容摘自一篇关于卵巢癌筛检的论文：

卵巢癌在北美及欧洲 45 岁以上女性中的发病率约为每年 1/2500。所以，即使筛检试验的灵敏度为 100%，要达到 10% 的阳性预测值（即每诊断 1 例卵巢癌就会有 9 例为假阳性），也需要 99.6% 的特异度。因为特异度的小幅下降就会导致阳性预测值大幅降低，而且筛检阳性通常会导致手术干预，所以卵巢癌的筛检试验必须要有很高的特异度。

(a) 阐述作者是怎样得出"即使筛检试验的灵敏度为 100%，要达到 10% 的阳性预测值，也需要 99.6% 的特异度"这一结论的。

(b) 除了卵巢癌的发病率资料，还有什么其他适宜的指标可以用来计算试验的特异度？为什么它比年度发病率资料更好？

答案

2.1. a. 灵敏度 =48/69=69.6%
特异度 =206/231=89.2%
b. 阳性预测值 =48/73=65.8%
阴性预测值 =206/227=90.7%
c (i). 在 10 000 人的男性人群中，前列腺癌患者有 50 人：

直肠指检	前列腺癌		
	是	否	合计
阳性	a	b	
阴性	c	d	
合计	50	9950	10 000

$a=50\times(48/69)=35$

$c=50-a=15$

$d=9950\times(206/231)=8873$

$b=9950-d=1077$

直肠指检	前列腺癌		
	是	否	合计
阳性	35	1077	1112
阴性	15	8873	8888
合计	50	9950	10 000

$PV+=35/1112\times100\%=3.1\%$

c(ii). 只有3.1%直肠指检阳性的人最终被证实患有前列腺癌。这个值比在有泌尿系统症状的患者中得到的阳性预测值小，因为两个人群前列腺癌的患病率有很大差异：没有症状的人群患病率为0.5%，而有泌尿系统症状的人患病率为23%（69/300）。

c(iii). 因为接受检查的绝大多数人是没有症状者，如果有肿瘤存在，其平均大小很可能比那些从有泌尿系统症状患者中查出的小。这样直肠指检发现真阳性的能力比较低（灵敏度低）。同时，检查的灵敏度和检查医生的技术也有关，而泌尿科专科医生很有可能比家庭医生更专业。以上两个因素导致直肠指检的灵敏度降低，同时也会降低阳性预测值。

另外，在有泌尿系统症状患者中得到的特异度不能预测无症状普通人群中的特异度。同样，操作经验的缺乏会导致更多的假阳性（特异度低）。不过另一方面，在接受筛检的无前列腺癌的普通人群中，绝大部分人没有前列腺疾病，而这些前列腺疾病有可能导致在直肠指检中被误认为是前列腺癌，所以从这一角度而言假阳性实际上会减少，从而使阳性预测值升高。

这个例子告诉我们，只要用于评估筛检效果的研究人群与你将要推广筛检的目标人群不一致，那么其结果就只能作为参考。至于其参考价值的大小，则取决于筛检的实施者（如实验室、放射科等）以及研究人群与应用目标人群的相似程度。

2.2. 由已知的数据，可以得到下表：

不典型细胞	子宫内膜癌		
	是	否	合计
是	27	107	134
否	?	?	
合计	?	?	

阳性预测值为 27/134×100%=20.1%。其他 3 个指标均无法计算。如果计算的话，需要得到细胞学检查中没有不典型细胞的妇女子宫内膜癌的患病率。

2.3. 在羊水过少的妇女中，只有 2 个没有发生自发性流产：阳性预测值为 30/32=93.8%。超声诊断羊水过少的阴性预测值为 48/52=92.3%。因为研究样本选择的问题（研究期间，所有被诊断为羊水过少的女性全部纳入研究，而其他接受超声检查的妇女中只有很小一部分被选做对照），很难有效地对羊水筛查的灵敏度与特异度进行估计。要对羊水筛查的灵敏度与特异度进行准确估计，就必须保证：(a) 纳入研究的羊水筛查阳性与阴性比例和接受超声检查的全部女性中筛查阳性与阴性的比例相同；或 (b) 人群中羊水超声诊断为阳性与阴性的比例已知。

羊水过少	自发性流产		
	是	否	合计
是	30	2	32
否	4	48	52
合计	34	50	84

2.4. 在羊水 FP 值为 0.260～0.289 的新生儿中，发生 RDS 的概率为

$$\frac{19}{19+53} \times 100\% = 26.4\%$$

而不是

$$\frac{17}{17+38} \times 100\% = 30.9\%$$

在计算 L/S 检查的阳性预测值与阴性预测值的时候必须注意这点。

$$PV+ = \frac{0.264 \times \left(\frac{10}{17}\right)}{0.264 \times \left(\frac{10}{17}\right) + 0.736 \times \left(\frac{17}{38}\right)} \times 100\% = 32.0\%$$

如果没有 L/S 检查结果，$PV+$ 则为 26.4%。

$$PV- = \frac{0.736 \times \left(\frac{21}{38}\right)}{0.736 \times \left(\frac{21}{38}\right) + 0.264 \times \left(\frac{7}{17}\right)} \times 100\% = 78.9\%$$

如果没有 L/S 检查结果，$PV-$ 则为 73.6%。

2.5. a. 假设在 250 000 名妇女中，有 100 名筛检阳性，灵敏度为 100%，阳性预测值为 10%，那么数据如下表：

筛检结果	卵巢癌		
	是	否	合计
阳性	100	900	1000
阴性	0	d	d
合计	100	249 900	250 000

那么未患卵巢癌且筛检结果为阴性的妇女数为 249 000 人（d）。筛检试验的特异度为

$$\frac{249\ 000}{249\ 900} \times 100\% = 99.6\%$$

b. 这项筛检试验的目的是寻找那些潜在但能够被检测到的卵巢癌，而常规报道的年发病率通常是指那些已出现临床症状才被检出的病例。因此，要想更准确地估计这项筛检的特异度，就需要与筛检目标相匹配的疾病患病率资料，也即人群中尚未出现临床症状但已经可以被筛检试验检出的卵巢癌患病率。

参考文献

Begg CB. Biases in the assessment of diagnostic tests. *Stat Med* 1987;6:411–423.

Chen C, Roby PV, Weiss NS, et al. Clinical evaluation of the NBD-PC fluorescence polarization assay for prediction of fetal lung maturity. *Obstet Gynecol* 1992;80:688–692.

Freedman LS. Statistical methods of evaluating and comparing imaging techniques. In Bleehen NM, ed. *Investigational Techniques in Oncology*. London: Springer-Verlag; 1987.

Galen RD, Gambino SR. *Beyond Normality: The Predictive Value and Efficiency of Medical Diagnosis*. New York: John Wiley; 1975.

Goldman L, Weinberg M, Weisberg M, et al. A computer-derived protocol to aid in the diagnosis of emergency room patients with acute chest pain. *N Engl J Med* 1982;307:588–596.

Goldman L, Cook EF, Johnson PA, et al. Prediction of the need for intensive care in patients who come to emergency departments with chest pain. *N Engl J Med* 1996;334:1498–1504.

Guinan P, Bush I, Ray V, et al. The accuracy of the rectal examination in the diagnosis of prostate carcinoma. *N Engl J Med* 1980;303:499–503.

Lee TH, Goldman L. Evaluation of the patient with acute chest pain. *N Engl J Med* 2000;342:1187–1194.

Wasson JH, Sox HC, Neff RK, et al. Clinical prediction rules: Applications and methodological standards. *N Engl J Med* 1985;313:793–799.

（刘萌飞 译）

3

诊断与筛检试验
——评价其改善疾病结局的作用

进行诊断或筛检试验的根本目的是降低疾病发生的频率、延缓疾病的进展或减少并发症。因而进行诊断或筛检试验的前提条件是：第一，该项检测可以在疾病出现明显症状之前就发现疾病的存在（译者注：即"早诊"的有效性）；第二，与不进行检测（也就是出现明显的临床症状后才进行治疗或者根本不进行任何治疗）相比，在检测后立刻进行治疗可明显改善疾病预后（译者注：即"早治"的有效性）。

以下通过实例介绍如何评价诊断或筛检试验的效果。假设有两组人群，每组各 10 000 名中老年人，他们的各项基本情况非常类似，其中只有一组进行高血压筛检。在筛检人群中，按筛检结果将参与者分为高血压患者和非高血压患者两类。虽然不能获得精确数据，但我们可以认为非筛检人群（也就是一般人群）的 5 年全死因死亡数是其中高血压与非高血压两类人群的死亡数总和（表 3.1）。

表 3.1　非筛检组全死因死亡状况

血压	5 年内死亡与否		
	是	否	合计
高血压	90	810	900
非高血压	455	8645	9100
合计	545	9455	10 000

假设在筛检组中，有 900 名患者都被准确诊断为高血压（灵敏度和特异度均为 100%）并接受了治疗，且他们的死亡率是未治疗高血压患者的 70%。那么这 10 000 人的死亡情况如表 3.2 所示：

表 3.2　筛检组全死因死亡状况

血压	5 年内死亡与否		
	是	否	合计
高血压	90×0.7=63	837	900
非高血压	455	8645	9100
合计	518	9482	10 000

通过对血压进行筛检可使该人群 5 年累积死亡率下降 27/10 000，相对于未筛检人群仅降低了（545-518）/545=5%。如果要进一步证明这种程度的降低是否有统计学意义，则筛检组与对照组均需 100 000 人左右。因为尽管这项筛检仅减少高血压相关的死亡（只有高血压患者是真正的受益者），但在不知道对照组的血压水平并无法有效区分高血压与其他原因引起的死亡时，研究者只能对两组的全死因死亡率进行总体比较。其结果是"稀释"了血压筛检的实际效果，并且要求研究人员对筛检组高血压与非高血压研究对象的死亡情况都进行随访。（译者注：这就意味着需要更大的样本量才能证明筛检所致的死亡率下降具有统计学意义。）

幸运的是，有一种评价筛检试验有效性的方法，它比直接对大规模筛检人群和未筛检人群进行总体结局发生率的比较更加可行。这种方法需要获得以下三方面的数据：

1. 筛检人群中筛检结果阳性的比例；
2. 筛检试验在患者出现明显的临床症状之前发现异常的能力；
3. 筛检阳性人群的治疗效果。

如果用这种方法研究前述高血压筛检试验的例子，那么上述三方面数据分别如下：

1. 筛检人群中有9%是高血压患者；
2. 经过5年随访，有10%的高血压患者死亡，有5%的非高血压患者死亡；
3. 接受早期治疗的高血压患者死亡率是未接受早期治疗患者的70%。

有了以上信息，就可以在两个假设人群中进行计算，获得与表3.1和表3.2完全相同的数据。在10 000名未接受筛检的人群中，900人（9%）患有高血压，其中90人（10%）在5年随访中死亡。在9100名非高血压人群中，455人（5%）死亡。5年累积死亡率为545/10 000。在10 000名接受筛检的人群中，高血压患者被早期诊断并接受治疗，最终该组人群将会有63人（90人的70%）死亡，而在非高血压人群中，5年死亡率不变，因此共有518人死亡（63+455）。

上面这个例子说明，表3.1和表3.2的数据信息可分别通过相关调查获得。通过一些专门研究，我们还可以获得筛检组中各类人群的疾病或并发症发生率（前文中的第2点），本书第7章将着重讲述这类研究。此外，其他类型研究有时也可以为我们提供筛检试验阳性组疾病或并发症发生率的相关信息，比如早期开展的评估治疗有效性的随机试验研究，其中的未治疗组（或安慰剂组）研究对象就可以向我们提供这一数据（前文第3点，详见第4章）。

当筛检人群具有特殊特征的时候，通常需要开展专门研究才可以确定该人群中筛检阳性者的比例。例如，研究者需要对一系列不明原因发热患儿分别进行血液培养以确定这一特殊人群（不明原因发热患儿）发生隐匿性菌血症的概率（Teele et al.，1975；Schwartz and Wientzen，1982；Kramer et al.，1986）。又如，几名儿科医生开展的一项研究，研究对象为 3～4 周前被诊断为肺炎但目前没有任何症状和体征的儿童，目的是对儿童胸部 X 线片随访的效果进行评估（Gibson et al.，1993）。在 59 名儿童中，没有任何一名的 X 线片提示有积液、持续性萎缩或其他需要进一步治疗的异常。虽然现实生活中这类儿童 X 线片提示异常的比例绝对不会是零（见 Hanley and Lippman-Hand，1983，他们根据观察到的结果对筛检阳性的最大概率进行了估计），但这样的研究还是可以为某些特定情况或特定人群是否需要开展筛检提供一定的证据。

目前，很多筛检试验已经被广泛应用于临床实践，证明这些筛检有效的证据大部分都来源于对一系列研究结果的综合与归纳，因为单项研究往往仅针对临床问题的某一至两方面进行评估。比如高血压筛检被认为是有效的，因为多个独立的研究已经表明，高血压患者有一个共同的特征，就是患者早亡风险较高，而如果进行早期治疗，则可以延缓病情的进展。同样，常规的眼底检查被认为有利于预防糖尿病患者失明，因为我们知道：

1. 糖尿病患者视网膜病变患病率；
2. 由受过培训的专业人员进行视网膜检查，确诊糖尿病视网膜病的灵敏度和特异度都非常高（Moss et al.，1985），而且由此检查确诊的视网膜病变对糖尿病性失明有极佳的预测作用；
3. 对视网膜病变进行后续的激光凝固术治疗可以减少严重视力损害的发生（Early Treatment Diabetic Retinopathy Study Group，1987）。

如果所有被筛检试验诊断为阳性的人都接受治疗，我们将面临另外一个问题：这种早期治疗到底有没有好处？在肿瘤筛检中被发现患有肿瘤的人几乎都会接受进一步的治疗。尽管很多筛检都可以检测出早期肿瘤（通过比较筛检人群和未筛检人群中所发现肿瘤的大小和分期情况可以得出这样的结论），但是却很难回答一个必须要回答的问题：早期检出肿瘤并给予治疗一定比出现临床症状后才诊断并给予治疗的效果更好吗？要回答这一问题就必须采取比前面更加复杂的设计：比较接受筛检的人和未接受筛检的人疾病进展或终点结局（如发生晚期肿瘤或死亡）的发生情况。这种设计可以在获得筛检阳性概率数据的同时，评价筛检结果预测结局事件发生风险的能力以及筛检阳性个体的治疗效果，即预后改善情况。鉴于这些特性，我们把这种研究设计简称为"一步"式设计。本章后文将概述几种用于评价筛检对改善疾病结局有效性的"一步"式研究设计类型。

随机试验和队列（随访）研究

随机试验需要将研究对象随机分配到筛检组和非筛检组。如果随机分组不可行，还可以采用非随机分组设计（即根据实际情况进行分组）作为替代，评估筛检效果（对非随机试验结果的解释和外推需要十分谨慎）。无论是随机研究还是非随机研究，都有一组研究对象需要接受筛检而另一组不接受筛检，最终通过随访比较两组结局事件的发生水平来评估筛检效果。

"一步设计"的第一种类型是随机试验研究，如在英格兰实施的腹主动脉瘤超声筛检效果评价研究即是一例（Multicentre Aneurysm Screening Study Group，2002）。1997—1999年间，该研究从英格兰4个地区的家庭医生和卫生部门获取接受医疗服务的人员名单，随机抽取并邀请33 839人接受筛检，其中有80%接受了邀请并进行了检查，名单上的另外33 961人作为对照组进行观察而不给予任何干预。该研究中，对于有直径≥3cm的动脉瘤但尚不满足立即手术指征者（主要是根据大小和症状）进行定期的超声检查。该研究的终点事件为腹主动脉瘤的相关死亡，其数据来自国家统计办公室的死因监测系统。在4年的随访期内，对照组中有113人（3.3/1000）被研究小组确定死于腹主动脉瘤相关疾病，这一数字高于筛检组死于腹主动脉瘤相关疾病的人数（65；1.9/1000）（$P=0.0002$）。

目前，随机试验已被广泛用于评价各种诊断和筛检试验的效果，例如产前超声检查（Ewigman et al.，1993；Bucher and Schmidt，1993）、分娩期胎儿心率监测（Mahomed et al.，1994）、怀孕时宫颈的常规评估（Buekens et al.，1994）、早产高风险女性的家庭自助型电子子宫监测（U.S. Preventive Services Task

Force, 1993)、乳腺钼靶检查和临床乳房检查（Shapiro et al., 1982)、乳腺自检（Thomas et al., 2002) 以及便隐血筛检（Mandel et al., 1993)。

一些随机试验的目的是比较两种检测的效果，这时需要将患者随机分为两组，分别接受一种检测，然后对两组结果进行比较。这些试验不设立非检测组，因为其中一项检测已被证明可以改善疾病结局，而试验的目的通常是评估新的诊疗方法是否优于现行方法。例如，Dronfield 等（1977) 在其研究中将因急性上消化道出血住院的患者随机分组，分别接受内镜和影像学检查。研究发现，虽然内镜检查（108/162=67%）对出血损伤部位的辨别能力高于影像学检查（88/160=55%)，但就住院期间接受手术治疗和死亡这两个指标而言，两组间并无明显差异。

相对于上述随机试验设计，一步式研究设计的第二种类型是非随机研究。我们可以通过一项基于一家医院开展的非随机随访研究对该设计类型加以了解。该研究的目的是比较分娩时接受胎儿监测和未接受胎儿监测的新生儿死亡率（Neutra et al., 1978)。当时胎儿监测刚刚被引进，该研究中是否接受胎儿监测是由孕妇的主治医生来决定的，而不是由研究人员决定。

我们知道，理想情况下，对诊断和筛检效果的所有评价都应基于随机分组，即患者分配到筛检组还是对照组是完全独立的随机事件，这样就确保了除干预因素外，其余各影响因素（即可能的混杂因素）在组间分布是均衡的，而这正是非随机研究所无法做到的。如果某些与疾病结局相关的重要因素在组间分布不平衡，则可能使研究人员得到扭曲甚至是错误的结果。例如，在前述胎儿监测效果评价的研究中，研究者对纳入对象的医疗记录进行回顾核查时发现，未接受监测的母亲中有相当高的比例具有可能增加胎儿死亡风险的临床特征，如早产、臀位、前置胎盘等。如果在分析中没能考虑到这些混杂因素，将倾向于得出监测有利于降低新生儿死亡率的结论，即高估监测的效力。

需要注意的是，即使在非随机研究过程中已经测量和考虑到了某些混杂因素的影响，我们也永远不能说完全不存在其他混杂因素了。例如，除了早产或者臀位，可能还有些因素与孕妇未接受胎儿监测有关，这些未知因素也可能与新生儿死亡有很强关联，从而成为混杂因素。不过，通常可以在一定程度上推测那些无法测量的因素使结果发生偏倚的可能性、方向及程度。因此，非随机研究的结果，特别是那些强烈提示筛检有效的研究结果，一般还是可以被用于判断该项筛检或诊断性检查是否值得进一步推广的。但作为证据而言，其效力不如随机试验的研究结果。（关于非随机研究结果的可靠性和局限性将在第 5 章中详细阐述。）

在某些非随机随访研究中，潜在的混杂偏倚是很明显的。假如我们要设计一项研究来评价学龄前儿童血铅筛检项目的效果。基本设计思路是比较筛检组与非筛检组儿童达到学龄后的智商（IQ）以及行为，但由于研究起始阶段并未将研究对象进行随机分组，因此除筛检项目本身的效果外，两组儿童间还可能存在其他因素（如父母的智商）的差异而导致两组 IQ 水平不同。甚至筛检组儿童可能恰恰是由于存在某种神经或行为问题才接受的筛检。如果未能识别这些因素，并针对这些因素评估其在筛检和非筛检组间的可比性，那么这项研究的结果可信度就要大打折扣。

许多肿瘤筛检效果的非随机评价研究也为这种设计类型固有的缺陷提供了佐证。这些研究所收集的资料往往不能很好地回答下列问题：(a) 筛检组与未筛检组罹患目标肿瘤的潜在风险是否存在差异以及差异程度（译者注：即是否存在筛检之外的因素导致两组人群的肿瘤发病风险存在天然的不同）；(b) 筛检者是否因为肿瘤的症状或某些征象而主动寻求接受检查（Weiss et al.，2004）。

在哪些研究对象中进行比较

在对筛检试验或诊断试验效果进行评价时，大多数情况下研究者唯一可以进行比较的就是筛检人群和未筛检人群总体的疾病恶化程度或并发症发生率。例如，对血铅筛检效果进行评价时，由于研究者很难获得未筛检人群的血铅水平资料，所以通常只能比较筛检儿童及未筛检儿童的智力障碍患病率，而无法单纯比较两组中高血铅儿童智力障碍的发病水平。

还有一些疾病，即使不经过筛检，经过一段时间后，也会出现易被识别的症状或体征。很多肿瘤就属于这种情况，所以人们就尝试对筛检出的肿瘤病例与自行发现的肿瘤病例间（译者注：不是筛检组与未筛检组间的整体比较）的死亡率进行比较，以评估筛检的有效性。实际上，这种比较会导致错误结论，而主要原因就是引入了"领先时间偏倚"。

通过下面的例子，我们可以了解这种偏倚产生的原因。假设某种肿瘤 X，目前无有效的治疗方法（译者注：早期治疗无效，即早期发现不能改变疾病病程及预后），而一种筛检方法能在肿瘤 X 出现明显临床症状前一年就做出诊断。假设有 100 人进行了肿瘤 X 的筛检，其中有 4 人被检测出患有 X，其病程进展情况如图 3.1 所示。

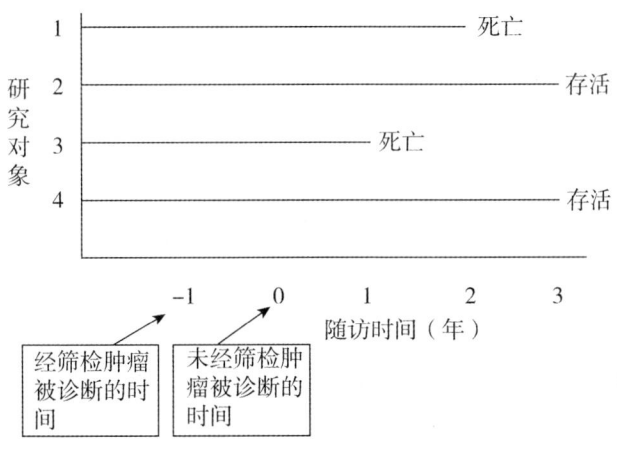

图 3.1 筛检效果评价研究中的领先时间偏倚

患有肿瘤 X 的 4 人中有 2 人在筛检后 13 人年内死亡（3+4+2+4；见图 3.1），因此在这个病例人群中肿瘤 X 的死亡率是 2/13 人年。而如果不进行筛检，这 100 人中仍然有 4 人会患肿瘤 X，其中仍然有 2 人会死亡（因为对于肿瘤 X，在早期发现后并无有效的治疗措施）。

但是如果这些病例的人年数从他们被诊断的时间（对于筛检病例，比筛检时间晚 1 年）开始计算，其总人年数应为 9（2+3+1+3），由此计算其死亡率增加，为 2/9 人年。由于筛检本身并不能降低疾病死亡率，因此这种比较方法必然存在一定的问题。（如果不用死亡率，用 n 年生存率来衡量结局，这种偏倚仍旧存在。筛检病例的 1.5 年生存率为 100%，未筛检病例的 1.5 年生存率为 75%，而事实上，这两个人群生存情况是完全相同的。）

造成这一错误的真正原因是计算筛检病例和未筛检病例死亡率的时间起点不同。通常筛检病例是从接受筛检时开始计算，而未筛检病例是从诊断时间开始计算。这种计算方法会使未筛检病例的生存时间"看起来"更短（总的人年数更少），从而使得由此计算出的死亡率更高。正确的方法是比较从筛检时间起，筛检人群和未筛检人群的肿瘤 X 死因别死亡率。比如在前面的例子中，筛检人群的死亡率为 2/397 人年（397 人年 =98 人 ×4 年 +1 人 ×2 年 +1 人 ×3 年）。如果对照组与筛检组同质性好，其死亡率和筛检人群应该完全相同，因为从筛检时间开始计算，其人年数和筛检组完全一样。由于筛检并不会改变肿瘤发展的自然史，因此这种比较整体筛检人群和未筛检人群死亡率的方法更加科学。在此例中，筛检后并无有效的手段对肿瘤进行治疗，因此筛检不会降低该病的死亡率。

疾病的临床前期长短因人而异，如果筛检能在临床前期早期发现疾病，那么临床前期长的患者通过筛检被诊断的机会比临床前期短的患者更大。疾病病程的长短在一定程度上与临床前期长短相关，也就是说临床前期长的患者可能病程进展较慢。那么即使筛检无效，还是可以观察到经筛检诊断的病例比临床诊断的病例生存率更高。这就是所谓的"病程长短偏倚"（Zelen，1976），它是导致直接比较筛检诊断病例和临床诊断病例生存率时发生偏倚的另一个原因。

用于评价筛检对改善疾病预后效果的其他非随机研究设计

人群比较

假设我们要开展一项研究来评估因急性胸痛而入院接受治疗的患者与那些必须有心电图异常或者某些胸痛特征才入院治疗的患者之间心肌梗死的死亡率差异。如果采用非随机研究设计，需要收集大量病例及其相关资料，并对研究对象进行随访，这无疑将是一个艰巨的任务，而随机对照研究的可行性则更差。那么是否可以仅比较两个或多个不同入院标准的人群总体急性心肌梗死死亡率呢？答案是肯定的。我们可按照一定的标准界定"人群"，比如根据医院所在地域进行划分。所收集的数据必须包括各人群特定结局的总体发生情况（如心肌梗死死亡率）以及各人群总体检查及收住院的策略与相关规定（即选择性入院还是常规入院）。这种研究设计不需要知道每个患者的检查和发病情况即可进行不同入院标准下心肌梗死死亡率的比较，从而回答前面提出的问题。当然，如果能够获得每个患者的精准资料，则可以开展更为严格的非随机随访研究了。

尽管人群比较提供了一种相对经济且快速的评价筛检效果的方法，但如要保证其结果可靠，必须满足如下三个前提：一是所筛检疾病的恶化程度或并发症的发生率在各人群中水平接近；二是结局事件报告的完整性和准确性在各人群中水平接近；三是所评价的筛检策略（本例中为收住院标准）在各人群间差异明显。要找到同时满足上述三个条件的人群进行比较实际上并不容易。下面将继续探讨前两个前提。

疾病的发生情况

在前述血铅筛检项目中，研究人员通过比较筛检组儿童与未筛检组儿童智力障碍的患病率来评价血铅筛检在降低智力障碍患病率方面的效果。为观察筛检的效果，在选择对照人群时应尽可能选择那些与筛检组儿童同质可比的人群，换言之，就是尽可能使那些潜在的儿童智力障碍的影响因素在组间分布一致（不构成混杂），如地理位置、家庭收入状况、所居住房屋的房龄和类型以及智力障碍的诊断方法与标准。

尽管应用了这样的研究设计，在解释结果时可能还会存在困难。因为即使已经尽最大努力选择同质的对照人群，研究人员还是不能完全确定这两个人群智力障碍的"基础"患病风险（自然状态下的患病率）是相同的。这可能就会出现一个疑问，研究中所观察到的筛检组与对照组的患病差异（抑或是无差异）是否在没有筛检试验时也可以观察到？并且如果筛检对疾病及其并发症的发生只能产生较小作用,那么就更不能忽视上述问题。例如,由于铅暴露引起的智力障碍可能只占全部智力障碍病例的一小部分,那么即使一个筛检试验本身十分有效,它对总体的疾病发生也只有较小的改善作用,而这种作用在"基础"患病率的影响下可能很难表现出具有统计学意义的差异。

报告的完整性和准确性

无论是随机研究还是非随机研究,最后关注和比较的都是疾病或症状的发生情况。而通常情况下,要在两组人群中准确获得上述数据并保证良好的可比性是比较困难的。尤其是为了确保收集到足够的用于比较的病例,研究者通常会尽可能地扩大样本量,在这样的大人群中准确收集相关数据将变得更加困难。例如,在研究急性胸痛患者收住院策略的差异对心肌梗死死亡率的影响时,如果选择两个城市或两个州的人群作为研究对象,通过比较两地总体心肌梗死死亡率来探讨这个问题不会是一种很灵敏的方法。因为这样两个大范围群体的发病报告等数据的准确性和完整性很可能是不同的,这会对研究结果产生较大影响。

当然在一些特殊情况下,人群比较的结果相对可信。

案例:1964年在冰岛地区针对25~59岁的妇女开展了一项宫颈癌筛检项目。在此之前,该地区只是偶尔有妇女接受筛检,到20世纪70年代早期,已经有80%的目标人群接受了该项目的筛检。参加该筛检项目的60岁及以上妇女数量很少,直到1970年后,该年龄组参检的人数有所增加。项目覆盖地区宫颈癌的死亡率及宫颈上皮内病变Ⅱ级及以上病变的发病率如表3.3所示。1955—1969年,25~59岁妇女的宫颈癌死亡率和晚期宫颈病变的发生率均逐渐升高,而在1970—1974年间出现逆转,开始下降。与之相反,很少接受筛检的60~89岁高龄妇女,其宫颈癌死亡率和宫颈病变发生率却没有系统性变化(Johannesson et al., 1978)。

表 3.3 冰岛地区 1955—1974 年宫颈癌相关情况

年龄（岁）	测量指标	宫颈癌相关发病率或死亡率*			
		1955—1959	1960—1964	1965—1969	1970—1974
25~59	宫颈癌死亡率	11.7	16.8	26.5	12.2
	宫颈上皮内病变Ⅱ级及以上病变发病率	16.8	19.3	22.3	11.8
60~89	宫颈癌死亡率	27.6	33.3	28.2	34.8
	宫颈上皮内病变Ⅱ级及以上病变发病率	27.8	21.0	25.4	23.1

* 调整年龄后的标化率（5 岁一组），单位为每 100 000 人。
来源：Johannesson et al.（1978）

是筛检导致大规模筛检前后冰岛 25~59 岁妇女人群死亡率发生变化吗？我们可以从这个研究的设计及实际数据中找到答案：

1. 各时期筛检参与率存在很大差异，1964 年以前的筛检率几乎为 0，而 10 年内上升到了 80%。
2. 研究人员可以获得可靠的宫颈癌死亡数据。
3. 在每个时间段，研究人群样本量都足够大，使研究者可以获得足够的宫颈癌死亡病例以进行有意义的统计学分析。
4. 有足够的证据表明，如果不进行筛检试验，25~59 岁妇女的死亡率不会下降：(a) 在进行大规模筛检之前，这个年龄段的妇女宫颈癌死亡率呈现上升趋势；(b) 未经筛检的 60~89 岁组妇女，其宫颈癌死亡率在 1970—1974 年间没有出现相应的下降。
5. 在 1970—1974 年间，25~59 岁妇女的宫颈癌死亡率（和晚期病变发生率）出现了如此明显的下降，除大规模筛检外，很难找到更合理的原因去解释这种明显的变化。

上述这些特点在其他人群的比较研究中很难同时具备，因此，对人群比较研究的结果进行解释需要十分谨慎。

病例对照研究

病例对照设计在进行病因学研究方面具有重要价值,在评价治疗安全性方面也发挥着重要作用(见第 6 章)。病例对照研究是通过比较患有特定疾病的某个人群和没有这种疾病但在其他方面同质可比的另一人群的暴露水平来研究这种疾病与暴露因素之间的潜在关联。尽管这种研究方法有时会存在较大偏倚(因为这是非随机研究),但是如果研究设计得科学合理,它还是能够有效地对暴露人群和非暴露人群某种疾病的相对发病率进行较为准确的估计的(Cornfield,1951)。

那么如何应用这种研究设计来评价一个筛检或诊断试验的效果呢?"病例"是指已经明确诊断具有某种疾病或其并发症的人,"对照"则是没有发生相应疾病或其并发症但其他特征与病例同质可比的人。例如,用病例对照研究设计进行结肠癌筛检效果的评估。"病例"是死于结直肠癌的人,"对照"是在病例死于结直肠癌时没有罹患结直肠癌,但和病例具有同等罹患结直肠癌风险的人群代表。通过回顾这些人的医疗记录,以确定病例在被诊断为癌症前的一段特定时期内(对于对照组,则是与之相对应的时期内),有哪些人曾经接受过筛检(比如便隐血检查)。数据如下表所示:

便隐血筛检	死于结直肠癌	
	是	否
接受过检查	a	b
未接受过检查	c	d

对于无临床症状的人而言,便隐血检查所降低的死亡率与 $b/(b+d)-a/(a+c)$ 值成一定比例(Weiss et al.,1992)。在这段时间内,与筛检史相关的结直肠癌相对死亡率可表示为病例组和对照组筛检与未筛检者的比值比,即

$$(a/c) / (b/d)$$

(关于这个公式的推导请见第 6 章)。假设病例组中 20% 死于结直肠癌的患者在诊断前两年内接受过便隐血检查,与之对应,对照组在相同时间段内接受便隐

血检查的比例是 30%，那么筛检组与未筛检组的相对死亡率为

$$(20/80) / (30/70) = 0.58$$

截至目前，利用病例对照研究设计评价诊断性检测的效果还多局限于理论层面，实际应用较少。因为开展这样的研究所要求的前提条件很难满足，这些条件包括：(a) 要求患者人群样本量较大，且每个成员的疾病症状相关记录翔实程度一致；(b) 患者人群接受筛检试验的频率（或速度）需要有一定的差异（译者注：否则很难进行有效的统计学分析）。

研究已经证明，用病例对照研究评价筛检试验的可行性要好于诊断试验。这主要是因为健康人群接受筛检试验的变异度高于患者人群接受诊断试验的变异度。不过，在用病例对照研究评价筛检效果时，在研究设计和分析方法方面还有三点需要注意：

1. 所选择的病例组应为那些疾病已经发展到即使不接受筛检也可以被发现和被诊断的阶段的患者（Morrison，1982）。比如我们要开展针对某种肿瘤的筛检效果评估，病例组的选择标准应该是死于这种癌症的人（或者选择不可治愈的晚期病变为病例），而忽略患者第一次被诊断为肿瘤时的分期。又如，在做血铅筛检与智力障碍关系的研究时，应特别注意设置恰当且严格的病例诊断标准，目的是即使没有筛检试验也能可靠地鉴别出病例。

2. 对照组应该是病例组来源人群的一个无偏代表性样本，尤其是筛检活动的存在及活跃程度要相同（Weiss，1983）。选择疾病早期人群或者症状较轻人群（比如癌症早期患者）作为对照是不恰当的，因为这类人能够发现早期病变很有可能是因为他们参加了筛检。因而，即使在筛检后并无有效的治疗措施，病例组和对照组也会存在差异（对照组的筛检水平会高于病例组），这就会使研究结果高估筛检的真实效果。在病例对照研究中的这种偏倚与随访研究中的领先时间偏倚本质上是类似的。尽管一个合适的对照组不应有意排除早期或症状较轻的病例，但他们在对照组中的比例至少应该和在自然人群中的比例相同。（我们将在第 6 章对病例对照研究中如何选择恰当的对照进行更为详尽的阐述。）

了解上述原则后，在用病例对照设计研究宫颈细胞学筛检是否能够降低宫颈癌死亡率时，就不会选择有早期原位病变的妇女作为对照。因为如果没有进行细胞

学检查，宫颈原位瘤变是不太可能被检测出来的，也就是说，事实上对照组中的每一个妇女都经历过至少一次细胞学筛检试验。而那些死于宫颈癌的病例组人群，其来源人群的细胞学筛检率不可能如此之高。因此如果选择有原位病变的妇女作为对照组，即使筛检后不进行任何治疗，也会得出筛检有效的"假阳性"结论。

案例：若干项研究都采用了病例对照研究设计来评价乳房自检降低乳腺癌死亡率的效果。其中一些研究对晚期和早期乳腺癌的妇女（即病例组和对照组）乳房自检的频率进行了比较。这种研究设计违反了如下两项原则：

（1）乳房自检的目的是要预防任意时点晚期乳腺癌发生，而不仅局限于"被诊断"这一时点。因此，病例的选择标准不应该仅根据诊断时的信息。很多其他病例也应该（而事实上没有）被纳入这项研究，比如通过乳房自检发现了早期癌变，即最初的诊断为早期乳腺癌，而之后却还是逐渐发展成晚期癌症的患者。如果病例组未能纳入这部分人群，那么研究结果就很有可能错误地夸大了乳房自检的效果。

（2）几乎可以确定，那些经乳房自检发现并被诊断为早期乳腺癌的患者不能代表晚期癌症病例的来源人群。在大多数情况下，乳房自检或者一些其他的早期检测方法都是为了早期诊断乳腺癌。如果将对照组仅限定为早期检测活动高于平均水平的人群，就会使病例组和对照组的乳房自检频率差异被人为拉大，从而进一步低估乳房自检人群的乳腺癌相对死亡率。

在用病例对照研究设计来评估乳房自检可在多大程度上降低乳腺癌死亡率时，病例组应该选择在特定时间段内发展为乳腺转移癌的妇女（也就是很有可能死于乳腺癌的妇女），而其原发肿瘤被诊断时的情况并不影响其入组。对照组应该在产生病例的源人群中选择一个有代表性的且同样具有发展为乳腺癌风险的样本。

3. 在用非随机研究设计进行筛检效果评价时，若不考虑那些既与筛检水平有关又与死亡率/晚期病变的发生有关的混杂因素，则很有可能导致错误的研究结果（Weiss，1994）。这些因素与晚期病变的相关性既有可能与发病率相关，也可能与疾病的进展或传播有关。因此，在研究乳房自检与晚期乳腺癌的关联时，必须对那些与乳腺癌发生有关的因素（比如人种以及教育水平）以及其他在病例组和对照组中存在差异的因素进行评价（或调整）。同样，如果研究发现其他的早期检测方法对预防乳腺癌有效，而进行乳房自检的妇女同时又在进行这种有效的早期检测（比如乳房影像学检查及临床检查），则同样需要校正这些因素的作用（Weiss et al., 2004）。

问题

3.1. 孕妇如果感染阴道滴虫，则会增加早产的风险。在一项评价抗生素治疗对降低早产率效果的研究（Klebanoff et al., 2001）中，31 157名无临床症状的孕妇在妊娠中期接受了筛检，发现2377人感染了阴道滴虫，将其中617人随机分为两组，一组接受两次剂量为2g的甲硝唑治疗，另一组则给予安慰剂。治疗组的感染清除率优于安慰剂组（92.6% vs. 35.4%）；然而，研究却发现接受甲硝唑治疗的妇女早产的发生率相对较高（19.0% vs. 10.7%）。

如果你有一个患者，怀孕15周且并无阴道症状，根据Klebanoff等的研究结果，你是否建议她去做阴道滴虫感染筛检？

3.2. 局限性前列腺癌的5年生存率大约为60%，而局部浸润性前列腺癌的5年生存率为50%左右。目前，出现了一项新的筛检，如果无症状的男性接受该筛检，则都能在前列腺癌的局限期被诊断出来。这项检查比较廉价而且对人体无害。基于上述结果，研究人员声称如果所有无症状的男性都参加此项检查，前列腺癌的死亡率就会下降。你怎么看待这个问题？

3.3. 在一项评价家庭自助型子宫收缩电子监测能否降低早产风险的随机试验中，具有高早产风险（曾经有过早产史或者此次怀孕为双胞胎）的妇女被随机分为接受监测和不接受监测两组，而其他的产科护理措施在两组间无差异。

该研究中，出现早产征兆被定义为每小时宫缩≥4次且之前的检查显示宫颈已发生改变。

经随访调查，在那些发生早产的妇女中，监测组从出现早产征兆到分娩的平均时间为3.7周，而未监测组为2.0周。假设可以排除该差异是由监测以外的其他偶然因素造成的。

这些结果能够表明具有高早产风险的孕妇进行家庭自助型子宫收缩电子监测就能减少早产的发生吗？

答案

3.1. 对于无症状的孕妇，如果查出感染阴道滴虫而实际上并不会带来任何好处的话，那么尝试去接受这样的检查就毫无意义。Klebanoff 等开展的研究结果表明，用甲硝唑治疗阴道滴虫感染不但不能降低早产的发生率，反而会使早产发生率升高。因此，只有出现一种被证明可以降低早产发生率的治疗，或者检查出感染阴道滴虫对患者有其他益处时，才应该建议在孕期进行阴道滴虫筛检。

3.2. 即使大范围推广这种新的筛检，前列腺癌的死亡率也不一定会下降。首先，数据显示，我们并不知道在局限期诊断出前列腺癌的患者其生存是否优于在局部浸润期诊断出前列腺癌的患者。这两组人群5年生存率的差异（60% vs. 50%）很可能是由于领先时间偏倚。其次，从这些信息中，我们也无法得知在局部浸润期诊断出的前列腺癌如果提前在局限期被诊断，其预后是否会更好。很有可能这些人本身具有某些遗传特性，导致其肿瘤侵袭性更强（译者注：更易由局限期发展至浸润期），从而导致高死亡率，而实际上与肿瘤诊断时的临床分期无关。要评价这项新的筛检是否会降低前列腺癌死亡率，可以采用以下两种方法：(a) 进行一步式研究，比较接受检查和不接受检查的人群从筛检开始起前列腺癌的总体死亡率差异；(b) 在那些通过筛检诊断出局限性前列腺癌的患者中，对接受治疗组与未接受治疗组的生存情况进行比较。

3.3. 要回答这一问题，我们必须要清楚：如果这项电子监测能够检测出早产迹象，但并无针对早产的有效早期治疗措施（避免早产发生），那么监测组与未监测组之间这 1.7 周的分娩时间差异还会产生吗？由于可能存在领先时间偏倚（答案是肯定的），在所有早产的妇女中，监测组的妇女很有可能被更早发现早产征兆（到底早多少取决于该项监测早期发现早产征兆的能力），那么从其检测到早产征兆开始到分娩的时间间隔自然会更长。

如果选择用随机试验来评价这项监测的效果，就不应把研究人群局限在早产妇女中，而应该比较监测组和未监测组不良结局（例如早产）的总体发生率。

参考文献

Bucher HC, Schmidt J. Does routine ultrasound scanning improve outcome in pregnancy? Meta-analysis of various outcome measures. *Br Med J* 1993;307:13–16.

Buekens P, Alexander S, Boutsen M, et al. European Community Collaborative Study Group on Prenatal Screening: Randomized controlled trial of routine cervical examinations in pregnancy. *Lancet* 1994;344:841–844.

Cornfield J. A method of estimating comparative rates from clinical data: Applications to cancer of the lung, breast, and cervix. *J Natl Cancer Inst* 1951;11:1269–1275.

Dronfield MW, McIllmurray MB, Ferguson R, et al. A prospective, randomized study of endoscopy and radiology in acute upper-gastrointestinal-tract bleeding. *Lancet* 1977;1:1167–1169.

Early Treatment Diabetic Retinopathy Study Research Group. Treatment techniques and clinical guidelines for photocoagulation of diabetic macular edema. *Ophthalmology* 1987; 94:761–774.

Ewigman BG, Crane JP, Frigoletto FD, et al. Effect of prenatal ultrasound screening on perinatal outcome. RADIUS Study Group. *N Engl J Med* 1993;329:821–827.

Gibson NA, Hollman AS, Paton JY. Value of radiological follow up of childhood pneumonia. *Br Med J* 1993;307:1117.

Hanley JA, Lippman-Hand A. If nothing goes wrong, is everything all right? Interpreting zero numerators. *JAMA* 1983;249:1743–1745.

Johannesson G, Geirsson G, Day N. The effect of mass screening in Iceland, 1965–74 on the incidence and mortality of cervical carcinoma. *Int J Cancer* 1978;21:418–425.

Klebanoff MA, Carey JC, Hauth JC, et al. Failure of metronidazole to prevent preterm delivery among pregnant women with asymptomatic *Trichomonas vaginalis* infection. *N Engl J Med* 2001;345:487–493.

Kramer MS, Mills EL, MacLellan AM, et al. Effects of obtaining a blood culture on subsequent management of young febrile children without an evident focus of infection. *Can Med Assoc J* 1986;135:1125–1129.

Mahomed K, Nyoni R, Mulambo T, et al. Randomised controlled trial of intrapartum fetal heart rate monitoring. *Br Med J* 1994;308:497–500.

Mandel JS, Bond JH, Church TR, et al. Reducing mortality from colorectal cancer by screening for fecal occult blood. *N Engl J Med* 1993;328:1365–1371.

Morrison AS. Case definition in case-control studies of the efficacy of screening. *Am J Epidemiol* 1982;115:6–8.

Moss SE, Klein R, Kessler SD, et al. Comparison between ophthalmoscopy and fundus photography in determining severity of diabetic retinopathy. *Ophthalmology* 1985;92:62–67.

Multicentre Aneurysm Screening Study Group. The Multicentre Aneurysm Screening Study (MASS) into the effect of abdominal aortic aneurysm screening on mortality in men: A randomised controlled trial. *Lancet* 2002;360:1531–1539.

Neutra RR, Fienberg SE, Greenland S, et al. Effect of fetal monitoring on neonatal death rates. *N Engl J Med* 1978;299:324–326.

Schwartz RH, Wientzen RL. Occult bacteremia in toxic-appearing, febrile infants. *Clin Pediatr* 1982;21:659–663.

Shapiro S, Venet W, Strax P, et al. Ten- to fourteen-year effect of screening on breast cancer mortality. *J Natl Cancer Inst* 1982;69:349–355.

Teele DW, Pelton SI, Grant MJ, et al. Bacteremia in febrile children under 2 years of age: Results in cultures of blood of 600 consecutive febrile children seen in a "walk-in" clinic. *Pediatrics* 1975;87:227–230.

Thomas DB, Gao DL, Ray RM, et al. Randomized trial of breast self-examination in Shanghai: Final results. *J Natl Cancer Inst* 2002;94:1445–1457.

US Preventive Services Task Force. Home uterine activity monitoring for preterm labor. *JAMA* 1993;270:371–376.

Weiss NS. Control definition in case-control studies of the efficacy of screening and diagnostic testing. *Am J Epidemiol* 1983;118:457–460.

Weiss NS. Application of the case-control method in the evaluation of screening. *Epidemiol Rev* 1994;16:102–108.

Weiss NS, McKnight B, Stevens NG. Approaches to the analysis of case-control studies of the efficacy of screening for cancer. *Am J Epidemiol* 1992:135:817–823.

Weiss NS, Dhillon PK, Etzioni R. Case-control studies of the efficacy of cancer screening: Overcoming bias from non-random patterns of screening. *Epidemiology* 2004;15:409–413.

Zelen M. Theory of early detection of breast cancer in the general population, in Heusen JC, Mattheim WH, Rozencweig M, eds. *Breast Cancer: Trends in Research and Treatment.* New York: Raven Press; 1976.

（邓秋菊 译）

4

治疗效果评估
——随机对照试验

  评估治疗效果的随机对照试验是将每位受试者随机分配到不同干预组，对各组进行同等监测，观察并比较各组疾病缓解或者不良结局的发生情况。由于在随机对照试验中，每位受试者是被随机分配到相应组的，因此大多数随机对照试验的结果解释起来相对比较容易。而在非随机对照试验中，各组间某些混杂因素分布可能并不均衡，因此非随机研究结果的可靠性不如随机对照研究。在过去几十年里，随机对照试验已广泛应用于评估各类干预措施的效果，从药物治疗到外科术式，乃至饮食和其他生活方式的干预。

  随机对照试验的概念简单明了，但是在进行研究设计和分析时，有很多问题却相当复杂，应予以充分考虑。而解决这些复杂问题的方式将在很大程度上影响研究结果的真实性和解释的准确性。

研究对象的选择

研究结果的外推

  临床流行病学研究的原理是通过观察部分人群的疾病状态，将我们可以获得的若干经验进行运用和推广。例如，对研究对象进行随机分组，发现接受 A 药治疗者比接受 B 药治疗者效果好，我们就可以得出以下结论：一般来说，在与研究对象相似的人群中，使用 A 药治疗比使用 B 药效果好。

那么，研究人群和要推广的目标人群要相似到什么程度，才可将结果进行有效外推呢？为了解决这个问题，首先要回答：(a) 研究人群和推广人群在接受治疗时是否都有可能发生不良结局？(b) 如果治疗在研究人群中有效，这种作用（如生物效应）在推广人群中是否也存在？

为了说明在实践中如何进行外推的问题，让我们回顾一下 20 世纪 60 年代中后期的一项研究。这是第一个关于抗高血压治疗降低心血管疾病死亡率的大型随机对照试验（Veterans Administration Cooperative Study Group on Antihypertensive Agents, 1967）。研究表明，两组无心脑血管疾病、严重视网膜病变和肾病变的男性高血压退伍兵（舒张压介于 115～129mmHg），分别接受降压药和安慰剂治疗后，降压药治疗组的死亡率明显低于安慰剂组。那么，如果一个患者既不是退伍兵又不是男性，当她的血压水平处于上述范围时，是否应该接受相同治疗？是否有必要在女性非退伍兵中开展评估降压药有效性的随机对照试验？在回答这些问题时，首先要知道高血压是否增加女性非退伍兵人群心血管疾病死亡率。在 1967 年，已有数据支持此正性关联。[当然也有相反的情况，即已有数据提示试验人群和推广人群的疾病风险并不相同。例如，在中年人中，心血管疾病死亡率确实与血液胆固醇水平相关，但是在老年人中两者则无关（Kronmal et al., 1993）。还有一种情况，就是患者所属人群或亚组人群中无相关数据。]

其次，应确定在男性退伍兵中降压药发挥其功效的可能机制是否同样存在于女性非退伍兵中。对于这类问题很难有明确答案，因为人们对药物治疗机制知之甚少。虽然没有理由认为药物治疗机制在非退伍兵和退伍兵中不一致，但是两性之间激素及其他特征的差异都可能使研究结果不能直接从男性外推到女性。如果要将研究结果外推到舒张压在 115mmHg 以下的人群时，不确定性将会更大。在这类人群中，抗高血压治疗效果可能小得多（因为他们患病风险原本就小），那么到底小多少呢？这个问题不容小觑，因为轻/中度高血压患者人数明显多于重度高血压,所以必须要设定一个血压阈值,小于这个阈值时,就不宜进行抗高血压治疗①。

一般而言,如果没有"足够的理由"证明患者的某些特征(如年龄、性别、民族)影响治疗效果,在推广随机对照试验结论时就不用过分考虑其影响。而对于什么是"足够的理由"是见仁见智的,因此在这点上争议颇多。如果随机对照试验的治疗效果涉及疾病的严重程度,在向不同疾病程度的对象外推结论时,应当持高度谨慎的态度。例如,一项随机对照试验结果提示,经某药物治疗后,舒张压在100mmHg及以上的人群心血管疾病死亡率降低了,这并不意味着舒张压为85mmHg的人群使用相同治疗方法也一定会获益(Siscovick et al.,1996)。又如,有研究提示,抗上皮细胞表面糖蛋白的单克隆抗体使大肠癌术后淋巴结扩散的患者(已切除所有可见肿瘤)的生存率得到提高(Riethmuller et al.,1994)。但是这一结果并不适用于转移性大肠癌患者,因为肿瘤负荷过大时,单克隆抗体就很难发挥作用(Jain,1990)。

提高研究鉴别疗效的能力

研究者将有关药物疗效的研究结果进行外推时,总要经过各种努力去证明它的可靠性,原因是研究人群几乎永远不可能与推广人群特征完全一致。因此,在研究疗效的试验中,研究者在选择研究对象时反而不过多地考虑他们的人群代表性(因为永远不可能完全一致),而着重考虑选择的对象能否使试验更易于揭示真实存在的治疗效果(译者注:首先要保证研究的内部有效性)。在选择研究对象时必须考虑两点。

降低招募和随访研究对象的成本

预算相同的情况下,每个研究对象的成本越低,可以纳入的研究对象总量

---

① 19世纪70年代末,随机对照试验已经证明了在退伍军人、女性以及血压中度升高的人群中抗高血压治疗的有效性(Hypertension Detection and Follow-Up Program Cooperative Group,1979a,b)。

就越大，研究的统计学效能就越高。一项在退伍军人管理局精神病院开展的关于低胆固醇、低饱和脂肪酸饮食对心血管疾病发病率影响的研究中（Dayton et al., 1969），研究者通过对营养食堂统一调整膳食配方，使一部分患者接受低胆固醇、低饱和脂肪酸饮食，而其他患者仍接受常规饮食。这种干预方法的成本明显低于单独调整每一位患者膳食的成本。

当研究组开始进行随机试验时，如果平行开展其他研究，可能会更节约成本。例如，研究某种疾病的一种治疗方法时，如果同时对这种疾病的另一疗法进行评估，或对同一治疗方法应用于另一种疾病的疗效进行评估，那么研究组就可以避免重复支付研究启动费用（包括该研究组早期由于经验不足所支付的费用）。另外，在某些情况下，一项研究的参与者也可以同时被纳入另一项研究。例如，为确定阿司匹林是否可以预防心肌梗死，可以将冠状动脉药物项目中的一些已完成干预（例如被分配接受雌激素或甲状腺激素治疗）但仍然被监测和随访的治疗组成员随机分配并分别给予安慰剂或阿司匹林治疗（Coronary Drug Project Research Group, 1976）。

提高对治疗方案的依从性

许多随机试验开始时有一个"试运行（run-in）"阶段，即对所有候选研究对象都进行安慰剂或"对照"治疗，然后把依从性好的对象纳入研究，并进行随机分组（后文中关于何时进行随机分组也有相关叙述）。这样做往往会使研究人群的代表性降低，从而影响结果的外推，因为研究对象的来源人群既包括志愿者和依从者，也包括非志愿者和非依从者。但另一方面，经过这样的"试运行"阶段，研究对象的依从性提高，不容易造成组间污染，因此可以清晰地区分暴露于不同治疗的研究对象，从而提高观察组间真实差异的能力。

但是有些研究，其目的是评估在人群中实际的干预效果，即干预在依从者（真正接受此干预者）中的效果与对该人群中非依从者疗效对其稀释的总和。例如，在纽约医疗保险计划人群中实施的一项评估乳腺钼靶检查结合临床检查效果的研究，先将部分女性随机分配到干预组，然后再告知和邀请她们参与研究（Shapiro et al., 1971）。结果有相当大比例（35%）的女性未参与。然而，这项研究的目的是评估这种筛查方式是否能降低该人群乳腺癌的死亡率，而不是评估这个筛查方法本身的效力。而这一目标可以通过比较干预组（尽管依从性较低）与该保险计划其他女性参与者（对照组）的乳腺癌死亡率来实现。（译者注：干预组的死亡率本应因筛查而降低，但因为干预组中有35%的人未参与筛查，所以实际下降的程度低于该筛检的真实效力，但这样的结果更能够反映现实情况。）

干预措施相关的问题

将一种治疗的功效评估结论推广至另一种治疗

不同的干预措施可能引起相同的生化或者生理改变，例如，有多种方式均可以降低动脉血压。如果研究发现某种治疗引起的生理或生化改变对临床症状有预防或者控制作用，那么对于通过另一途径缓解这种临床症状的其他治疗方法，我们应该如何评估它的预期效果呢？

与把一个人群的研究结果推广到另一人群一样，当我们用已知效果的治疗推测类似治疗的效果时，有很多问题需要予以考虑。在一定程度上，如果已知治疗方案的作用机制已经明确，而未评估的治疗具有相同的机制，那么可以估计后者可能同样有效。然而，这只是一个主观的评估，所以不是所有人都接受这种观点。

案例：有研究表明，被随机分配接受考来烯胺（可以改变血脂浓度的降脂药）治疗的研究对象，其冠状动脉疾病的死亡率有明显下降（Lipid Research Clinics program，1983）。而节食也可以引起与考来烯胺治疗相似的血脂水平变化，那么节食是否也可以降低冠状动脉疾病死亡率呢？最初对这个问题的回答是很谨慎的，因为有人认为考来烯胺代谢对冠状动脉疾病产生的作用与低饱和脂肪酸、低胆固醇营养无关。但是，后续的数据表明，局部回肠分流术（Buchwald et al.，1990）（这种方法可以与节食产生同样的血脂改变）可以有效延缓冠状动脉疾病的进展，从而提示节食也对冠状动脉疾病有相同的作用。同理，在他汀类药物开始应用于临床的时候，因为它能引起血脂水平极大程度地改变，所以有人认为这类药物能降低冠心病的发病率和死亡率。但是他汀类药物有多种生物学作用，因此很有必要开展相应的随机对照试验研究这类药物对冠状动脉疾病的总效应（所有机制的汇总效应）。研究结果表明在给药后，他汀类药物的效果便即刻显现（Stenestrand et al., 2001; Shepherd et al., 2002），且不局限于血脂异常人群（Long-Term Intervention with Pravastatin in Ischaemic Disease Study Group, 1998）。这些结果提示，他汀类药物可能不仅仅通过降低血脂这一途径产生临床效果。

提高研究对疗效的识别能力

假设要评估饮食调整对疾病发生的影响，比如研究低饱和脂肪酸饮食与心肌梗死发生率的关系。在符合伦理要求并且患者愿意接受的前提下，应尽量加大干预组与对照组饮食方案之间的差异，这样则更容易观察到干预措施的效果。例如，如果有研究表明只有摄入低于某个阈值的饱和脂肪酸，才能对心肌梗死产生明显的影响，那研究者就应该使干预组的摄入量低于此阈值。还有一种可能，即饱和脂肪酸的摄入量和心肌梗死发生率存在剂量反应关系。那么干预组和对照组饱和脂肪酸摄入量的差别越大，一般来说关联强度就越高，而研究发现这种关联的能力也就越强。

有时，研究者可以最大限度地加大治疗组和对照组暴露程度的差异。例如，在轻度高血压人群中研究钠摄入量对血压的影响（Australian National Health and Medical Research Council Dietary Salt Study Management Committee, 1989），先指导患者调整饮食，使每天钠摄入量小于80mmol，然后将患者随机分为两组，一组每天服用8片共含80mmol氯化钠的缓释剂，另一组每天服用8片安慰剂。也许正是由于这种加大组间钠摄入量差异的研究设计，使研究者得以在随访8周后就观察到两组血压存在显著差异。

一项随机对照试验是否应该包括一种以上的干预措施

由于很多试验仅评估两种治疗间效果差异时统计学效能就已经非常有限，所以决定在试验中对更多治疗进行评估就需要十分慎重。当然还有很多原因促使研究者希望在试验中加入多个治疗组。例如同时存在多个很有前景的疗法，或者需要确定某疗法的合适剂量及作用时间，在这些情况下纳入多个观察组似乎十分有必要。例如：一项随机对照试验发现阿司匹林不能降低心肌梗死患者复发的风险（Aspirin Myocardial Infarction Study Research Group, 1980），但是有研究显示阿司匹林的疗效可能存在剂量效应关系（Lorenz et al., 1984），那么就有必要考虑在试验中加入不同剂量组。在实践中，不论随机试验是否评估两种以上的治疗方法，最重要的是必须保证在每一治疗组纳入足够的人数，才能对试验假说进行有效验证。

如果两种（或多种）疗法可以影响一种疾病的结局或进展，但又不是通过同一机制产生作用，那么可以采用析因设计进行随机对照试验。例如，如果评估两种疗法 A 和 B，设计中需要包括 4 个比较组：A 组、B 组、A+B 组、无治疗组。对疗法 A 效果的评估涉及两种比较：A 组和无治疗组比较，A+B 组和 B 组比较。如果两种比较结果一致，就可以对 A 疗法的作用效果做出一个总体评估。

对于评估几种不同治疗方法的疗效，析因设计是一种相对有效的方法（Byar et al., 1993）。但是加入疗法 B 可能会影响疗法 A 的效果，反之亦然。所以在试验中设置一个仅有一种治疗方法的治疗组，对正确解释试验结果十分重要（Lubsen and Pocock, 1994）。

对照组的处理措施

在进行随机对照试验时，对于对照组通常给予"常规治疗"，而所谓的"常规治疗"可以是完全不进行任何治疗，也可以是当前公认最好的干预措施。每项临床试验都必须遵守"临床均势原则"，即各治疗组的疗效应该是不确定的，即使研究者也不确定哪种治疗方法更佳。鉴于此，对照组采用的治疗方法（即使不进行任何治疗）应该有同样概率被证明与待评估治疗方法的疗效是一样的，或者更好。要进行这样的判断一般需要根据现有的数据，通常是基于非随机研究数据。但是，已有的数据是否能充分证明治疗效果，事实上更依赖于研究者的主观判断，因此对于将一部分患者分到常规治疗组（或新的治疗组）是否符合伦理原则这个问题，研究者通常是各执己见（Stein and Pincus，1999；Ellenberg and Temple，2000；Emanuel and Miller，2001）。

如果给予对照组某种形式的安慰剂，应确保其完全无害。然而，有时由于治疗组和对照组干预实施方式的不同，会出现"安慰剂效应"，因而会影响研究的内部真实性。在一项评估耳部针灸治疗可卡因上瘾的疗效研究中（Margolin et al.，2002），患者被随机分为两组，分别在两个不同部位插入四针：一组在耳甲或其附近插针（假设治疗有益），另一组在耳轮插针（试验的对照）。由于对照组干预方法的侵害性逐渐增高，伦理学对此的质疑变得越来越大。又例如，Carette等（1997）进行的随机对照试验，研究硬膜外注射醋酸甲泼尼龙减轻腰椎间盘突出所致坐骨神经痛的效果。所有研究对象都被随机分组并进行硬膜外注射，一组注入类固醇，另一组注入无菌生理盐水。向硬膜外腔注射无治疗效果的物质是不合理的。因为对患者而言，注射不但没有任何益处，还会带来一定风险及不适感。如何才能做到符合伦理学要求呢？唯一途径是告知候选研究对象研究目的以及使用安慰剂并不是完全没有风险或不适的。然后由研究对象决定是否愿意接受这样的风险从而使他人从试验提供的高质量信息中获益。

有一项关于冠状动脉搭桥手术的随机对照试验，研究并没有采用虚假的外科手术作为全盲对照，而是让对照组接受药物治疗（Principal Investigators of CASS and Associates，1981）。由于对照组不进行手术，研究参与者及其看护者都知晓分组情况，因此该研究无法准确回答某些重要问题。比如，研究者不能确定跟药物治疗组相比，搭桥患者胸痛水平的下降是搭桥手术本身的作用还是开胸手术后的一般反应（Cobb et al.，1959）。需要注意的是，即使我们在研究中需要放弃一些研究目标，也必须首先考虑研究对象的利益。

显而易见，不使用盲法，对一些结局指标（例如上述研究中的胸痛）的影响比对另一些结局指标（例如死亡）的影响更为严重。最好的选择当然是让研究对象和调查者都不了解干预状态，这样可以减少结果出现偏倚的可能性。当研究对象出现疾病或治疗的并发症时，可以将患者的分组信息告诉研究之外的医生，使他们能够进行合理的对症处理。如要评估药物疗效，实施盲法时通常需要准备与药物外形一样的安慰剂。但是有时即使药物和安慰剂有一样的外形，盲法也不一定能够成功实现，下面就是类似的案例：

案例：在20世纪70年代初，一项随机对照试验将健康成人随机分配到治疗组和对照组，让其分别服用9个月的维生素C（3g/d）或乳糖安慰剂，同时监测两组感冒的发生情况（Karlowski et al., 1975）。由于一些研究对象通过咬或尝可以分辨出分发给他们的制剂是维生素C还是乳糖安慰剂，所以在服药结束时研究者让研究对象猜测自己被分到了哪个组，在102人中，79人（77%）猜测正确。与维生素C服用者相比，安慰剂服用者中在随访期间发生两次或两次以上感冒的比例高11%。但是感冒发生率与他们对自己分组的认知相关性很强：36%的维生素C服用者发生两次或两次以上的感冒，这一比例是那些认为自己服用维生素C实际服用安慰剂的人的两倍。类似的差异同样出现在实际服用维生素C但认为自己服用安慰剂的研究对象中，这类人群有两次或两次以上感冒的比例高于安慰剂服用者（67% vs.47%）。因为研究对象对分组的认知对结果有很大影响，且该认知的正确率很高，这就严重影响了维生素C和安慰剂疗效比较结果的可靠性。

一些评估两种治疗是否等效的随机对照试验不设立无治疗组或安慰剂组。在这种试验中，通常一种治疗已被证明有效，而另一种治疗虽尚未接受同样的评估，但是它具有使用便捷、成本低或不良反应发生率低等优势。等效假设的研究中，如果观察到两种治疗差异的置信区间跨零（无统计学意义），说明它们不存在具有实质性意义的临床差异，则可以得出这样的结论：两种治疗效果相同。例如：接受A治疗的患者中69%有所改善，而接受B治疗的患者中67%有所改善，疗效相差2%，95%置信区间为-3%～7%。如果设定治疗组间的疗效差异小于10%为等效，则可以认为上述试验结果符合等效假设。

等效研究一般需要纳入大量的研究对象。如果数量不足，置信区间就会很宽，不能有效说明治疗组间有无差异。这些研究同时需要获得高度的依从性，没有这个前提，两组治疗结果相似的可信程度就较低，因为低依从性总是造成对真实差异的低估（见66页）。欲进一步了解等效研究的设计、分析及潜在局限性，可参见 Jones 等（1996）以及 Temple 和 Ellenberg（2000）的研究。

研究对象的分组

如何进行分组

分组方法应该保证所有的研究对象被分配到任意治疗组的机会是均等的。具体的分配方法可查阅文献（Rosenberger and Lachin，2002，pp.155-161）。医疗服务提供者，包括候选研究对象的主管医生和招募者，均不应当参与分组过程。要特别注意防止医疗服务提供者对候选研究对象的治疗判断影响分组。

何时进行随机分组

在大多数随机对照试验中，只有在告知研究对象研究的性质和治疗特点后，研究对象才被分组。例如：在评估冠脉搭桥手术疗效的试验中（Principal Investigators of CASS and Associates，1981），那些有手术适应证但并非必须做手术的患者在知情同意后才被随机分组，分别接受手术或药物治疗。研究仅纳入了那些同意随机分组的患者。图 4.1 为该研究的流程图。

但是在某些情况下，先进行随机分组再进行招募更合理：

1. 研究者和（或）临床合作者对研究对象接受随机进入治疗组缺乏信心时，尤其当涉及危重患者（如肿瘤）时，研究者更担心患者会由于没有被分配到最新、最积极的治疗方案组而退出试验，甚至在签署知情同意书后退出。在这种情况下，调查者可以随机把患者分配到不同的治疗组，然后（a）让所有的患者都签署知情同意书，不管他们被分配到标准治疗组还是新治疗组（Ellenberg，1984），或者（b）只有被分配到新治疗组的人签署知情同意书（Zelen，1979）。Zelen（1990）讨论了这种研究设计可能出现的伦理学和实际问题。
2. 有时对干预措施的效果评估是在一个大的特定人群中进行的（如某项医疗保险计划的人群），这些人并没有主动获取医疗服务的意向，例如健康人群癌症筛查或疫苗功效评价研究就属于这种情况。这时向所有人

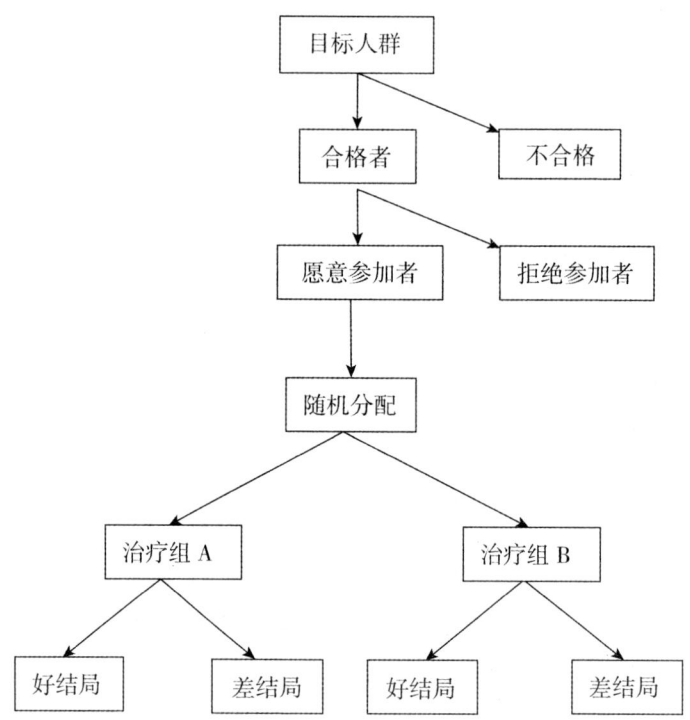

图 4.1　一项将患者随机分配到治疗组的试验的图解

讲解研究十分困难，相对而言，仅仅对接受干预措施的人进行知情同意是一个可行的办法。

先进行随机分组、再进行知情同意的试验设计中，如果有很多人不接受最初分配的治疗方案，那么对疗效的评估就存在很大的局限性。在数据分析时，拒绝治疗和接受治疗的人仍在同一组，低水平的依从性将会掩盖真正的疗效。

传统的随机试验（即先知情同意再随机分组）先评估研究对象依从性（假定存在不依从的可能，如某种药物或生活方式的干预研究）再进行随机化的流程是比较合理的。对依从性的评估有很多形式（药丸计数、生物化学实验等），但目的是相同的，即在试验开始之前剔除那些很可能不依从以及可能造成错分的患者。考虑到这些问题，一项在退伍兵中进行的评价抗高血压药降低血压效果的研究（Veterans Administration Cooperative Study Group on Antihypertensive Agents，1967），给予所有符合高血压条件的研究对象2～4个月的含5mg核黄素的安慰剂。因为服用了核黄素的患者尿液在紫外灯下显黄色荧光，所以研究者对依从性有一个客观的测量。只有那些依从性到达一定水平的研究对象才被纳入抗高血压治疗的随机对照试验中。

在什么情况下研究对象可作为自身对照

有许多疾病累及身体多个部位。其中有些疾病，如果对一些部位进行局部治疗，并不影响其他部位的病变。这时可以采取以下设计：选择同一个人身上一个或多个损伤部位用来治疗，而把其他的部位用作对照。在评估控制糖尿病视网膜病变的方法（Diabetic Retinopathy Study Research Group，1981）以及某些皮肤病研究中（Gilchrest et al.，1979）就应用了这种设计。

对于控制慢性和反复发作疾病（例如癫痫、关节痛、更年期潮热等）的发作频率和严重程度的疗效研究而言，以患者自身作为对照可以提高统计的精确度。通过评估同一个研究对象接受或不接受治疗时的结局，可以消除因疾病严重程度和发病频率的差异对疗效评估造成的混杂。自身对照的研究可以通过交叉设计完成。如4.2图中显示，把研究对象分为两组。对每个研究对象，在0～1或2～3时间段内给予治疗，时间段1～2作为药物作用的消除期，然后比较0～1和2～3时间段内症状的发生频率和严重程度，从而评估治疗效果（Hills and Armitage，1979）。[交叉研究不适合用来评估效应消除缓慢（比如几天）的治疗方法。]

由于治疗顺序可能会对疗效有所影响，为了消除这种影响带来的混杂，交叉研究中包含治疗—对照（治疗在前）、对照—治疗（治疗在后）这两种顺序的观察组是很重要的（Louis et al.，1984）。下面举例说明在交叉试验中只纳入一种用药顺序可能出现的问题。在一项有关雌激素和安慰剂减轻更年期症状的交叉研究中（Coope et al.，1975），研究对象为每星期平均发生50～60次潮热的妇女。首先接受安慰剂治疗的人，治疗3个月后潮热发生率下降到每星期20次，在随后接受雌激素治疗的3个月下降到少于5次。因此，首先接受安慰剂

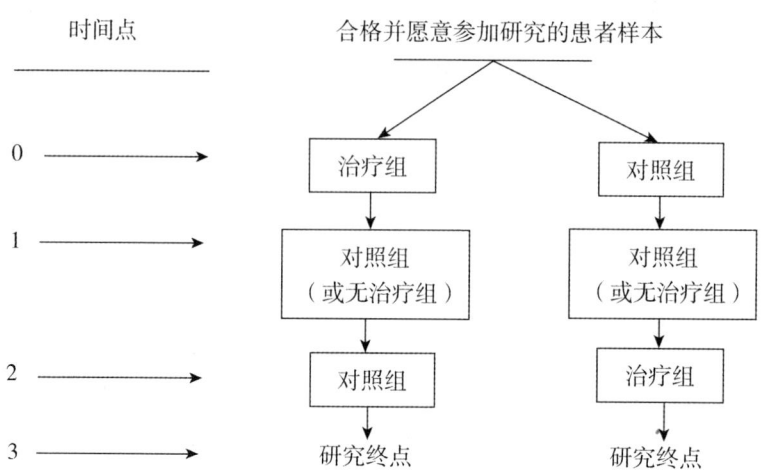

图 4.2　交叉设计试验的图解

又交叉接受雌激素的妇女可以证明雌激素有效，虽然安慰剂也起了一定作用。采用另一服药顺序的妇女先接受雌激素再接受安慰剂治疗，结果却有很大差异。3 个月雌激素治疗后的潮热频率下降到每周少于 5 次，但是改用安慰剂后潮热频率又回升到未治疗时的每周 50～60 次。尽管两种治疗顺序产生不同功效的原因不甚清楚，但是这样的差异提醒我们在交叉研究中必须实施所有可能的治疗顺序。

虽然大多数交叉研究都只包含每个患者的一个治疗期和一个对照期，但是也有研究包括多个治疗期和对照期（Guyatt et al.，1986；McLoed et al.，1986）。这种"一个患者，多个阶段"的研究通过对比患者在治疗和对照时间段内的总体情况，以评估治疗对预防症状的出现或改善其严重程度方面的效果。这类研究对评估治疗在研究目标人群中的效果非常有用，但是同样的治疗是否同样有利于其他个体则难以判断。

评估研究对象的终点结局

研究者应该设置严格统一的终点结局评判标准以便能准确判断研究终点，

当然最好在研究开始时就设定好上述标准。而应用这些标准去衡量终点结局的研究人员最好不知道研究对象的分组情况。

对研究对象结局事件随访的不完整会直接影响随机试验结果的有效性，尤其是那些需要在随访期内通过检查或者访谈来评估结局的试验。例如：在评估药物治疗对抑郁症影响的随机对照试验中，需要比较药物治疗组和非药物治疗组患者的自杀倾向（用药数周之后）。如果试验中失访过多，且失访在有无自杀倾向的人群间及是否接受药物治疗的研究组间分布均不平衡，就不能准确评价药物疗效。

如何提高随访完整性取决于研究环境和研究人群的情况。但是只有对干预组和对照组的随访力度相等，才能保证观察到的终点结局在组间具有可比性。

组间终点结局发生率的比较

哪些终点结局需要进行比较

在设计大部分随机对照试验时，如何选择终点结局是十分明确的。对止痛剂的研究需要测量患者对疼痛的感觉，对抗生素的研究需要测量感染的消失及其相关临床症状。但是，有些治疗有较多且较严重的副作用，所以在评估这些治疗时，要测量范围更广的终点结局事件。如在评估移植对延长寿命的效果的随机对照试验里，只考虑移植者及非移植者的移植相关疾病（如肾衰竭、白血病）的死亡率是无意义的。必须同时考虑由于移植的排异反应造成的死亡事件。而在实践中，则应该综合考虑所有的死亡原因。

在很多研究中，人们最关注的终点结局可能包括同一疾病的两种或两种以上不同的临床事件。例如，在急性缺血性心脏病患者中开展的随机对照试验，需要在干预组和对照组间进行比较的结局主要包括死亡、心肌梗死或者严重缺血。原发硬化性胆管炎患者的随机对照试验考虑了多种结局，包括死亡、肝移植和肝功能恶化指标（Lindor et al., 1997）。如果发现干预措施对各个结局指标都产生同等程度的影响，这样的研究结果就会比只关注单一指标的研究在统计学上具有更高的精确度。然而，如果干预措施对每项指标产生的影响不一致，研究结果就不易解释（Freemantle et al.，2003）。

如果治疗针对的疾病所导致的死亡在全死因中不占绝大多数，且缺乏其他死因的相关信息时，以死亡为终点结局的研究就会存在一定的问题。因为在这种情况下，无论是分析死亡专率还是全死因死亡率都是不准确的。如果将全死因死亡率作为比较指标，由于涉及较多不相关终点结局，可能会稀释真实治疗效果（Church et al.，2002；Weiss and Koepsell，2002）。但是仅基于单一死因进行分析又不能提供该治疗效应的全貌。因此对于此类研究，同时进行这两类分析可能会使研究结果得到更好的解释。

案例：一项随机对照试验将男性高胆固醇血症患者随机分配到安慰剂组和氯贝丁酯治疗组，经过平均5.3年的治疗后，评估氯贝丁酯对动脉硬化性血管病的发生率和死亡率的影响（Committee of Principal Investigators，1978）。尽管两组间致死性心脏病发生率相似，但氯贝丁酯治疗组的非致死性心肌梗死发生率较对照组有所下降。然而，在氯贝丁酯治疗组中，其他原因尤其是消化系统疾病和癌症所致死亡更常见。事实上，氯贝丁酯治疗组和安慰剂组的全死因死亡率分别为2.2每千人年和1.7每千人年。在研究中如果只关注心肌梗死这个终点结局，将不能全面地分析氯贝丁酯的治疗效果。

一些疾病实际上具有可测量的前兆。例如，治疗后的肿瘤患者，通常先经历肿瘤复发或者转移，然后才发生死亡；自杀之前通常会出现自杀意念。因为终点结局的发生频率直接影响随机对照试验的检验效能，且这些前兆（期间结局）的发生比终点结局更为常见，所以监测和分析期间结局能够有效提高统计学效能。

如果期间结局的分析结果与直接分析终点结局（需纳入较多样本）的结果相似，那么研究者则更乐于使用这种更具统计学效能的设计方法。当前兆事件能高度预测终点结局时，结果的相似程度也会更高。

案例：在发生心肌梗死后，许多患者会出现心室期前除极（VPDs）。

恩卡尼和氟卡尼这两种药物都能用于预防 VPDs。为了确定这两种药物是否可以降低心律失常死亡率，Echt 等（1991）开展了一项随机对照试验。对发生心肌梗死后每小时 VPDs 大于 6 次的患者，给予平均 15 天的恩卡尼或氟卡尼治疗。那些 VPDs 减少了 80% 的患者（有 75% 的患者符合这一纳入标准）随后随机分组，分别继续接受抗 VPDs 治疗（恩卡尼或氟卡尼）或安慰剂治疗。在 755 位接受恩卡尼或氟卡尼治疗的患者中，63 例在随访期死亡，其中 43 例死于心律失常。全死因死亡率和心律失常死亡率均比安慰剂组高 2.5 倍。这一负性结果，除了强烈提示在这种情况下恩卡尼和氟卡尼并不适用外，还提示仅评估药物对 VPDs 的抑制作用并不足以全面衡量药物对致死性心律失常的总体治疗效果。

案例：为了评估羟乙膦酸盐（一种通过抑制破骨细胞的活性来减少骨重吸收的药物）效果，一些研究（Storm et al., 1990; Watts et al., 1990; Adachi et al., 1997）将绝经后的骨质疏松妇女进行随机分组，分别给予 2～3 年的安慰剂或者药物治疗，并对其进行随访。除了监测羟乙膦酸盐治疗组和对照组的骨密度，研究还评估随访期间研究对象脊椎骨折发生率。在所有的研究中，羟乙膦酸盐治疗组的妇女较安慰剂组的妇女骨密度更高，同时骨折发生率也更低。另一种防止骨质疏松的药物——氟化物，只能增加骨密度而不能降低骨折发生率（Riggs et al., 1990）。羟乙膦酸盐研究中，由于将骨折也作为观察的终点结局，从而使研究结果更能充分提示羟乙膦酸盐的疗效。

然而，有时研究发现干预措施虽可以有效地改善终点结局的前兆事件，但实际并不影响终点结局的发生。这个例子提醒我们：在随机对照试验中，当通过测量前兆事件来评估疗效时，我们对结果的解释就要非常谨慎。

案例：为了确定乙型肝炎疫苗能否降低长期血液透析患者乙型肝炎病毒的感染率，研究人员开展了一个大型随机对照试验（$n=1311$）（Stevens et al., 1984）。研究发现疫苗组乙型肝炎病毒表面抗体的阳性率为 50%，而安慰剂组仅为2%。但是，在25个月的随访期内，两组的乙型肝炎发病率几乎相同。作者推断：尽管传统上认为乙型肝炎病毒表面抗体阳性可以提示宿主对乙型肝炎病毒产生了免疫应答，但它可能不是一个重要的保护性因素。在研究中对免疫缺陷患者注射疫苗，尽管产生了抗乙型肝炎病毒表面抗体，但可能因为无法诱导产生保护性抗体，所以该研究未能观察到疫苗效果。

在少数情况下，通过测量前兆事件评价干预措施的效果比测量终点结局事件本身更好。一项随机对照试验纳入了6024名被医院外护理人员发现的急性胸痛患者（Koster and Dunning，1985），随机选取一半研究对象给予肌内注射400mg利多卡因，另一半则不进行注射。随机分组后的第一个小时，干预组有8人发生了心室颤动，相比之下对照组有17人。因为使用了适当的除颤措施，每组都仅有2名心室颤动患者在第一个小时内死亡；两组院内死亡率也很相似。尽管上述研究未发现院外急救期间注射利多卡因可降低心脏病死亡率（本研究的终点结局指标），却证明在没有除颤设备的非住院人群中，需要更加注意前兆事件——心室颤动——的发生，因为这类人群发生心室颤动更易导致死亡。

控制其他变量潜在的混杂作用

大学糖尿病项目（UGDP）是一个关于降糖药降低糖尿病并发症发生率的随机对照研究。该研究将患者随机分为两组，其中一组给予甲苯磺丁脲治疗。但是治疗组患者的某些特征却恰好不同于非治疗组患者（例如年龄），所以即使排除甲苯磺丁脲的影响，治疗组可能也有更高的并发症发生率（Committee for the Assessment of Biometric Aspects of Controlled Trials of Hypoglycemic Agents，1975）。

这种不平衡之所以发生，是因为随机化只能大体上保证一些变量在组间是均衡可比的。在任何一个试验中，都可能存在影响结局的组间变量差异（比如在UGDP研究中），在大型试验中也会有这种差异，只是程度比较小而已。

通常有两种方法可用来防止这类混杂因素对测量治疗真实效果所造成的干扰：

1. 在设计阶段采用区组随机。在随机化过程中,按照有无影响结局的因素或该因素的不同水平把研究对象分成亚组(区组),尽量使区组内成员在这一因素方面同质性更高。之后在每一个区组中选择固定比例的研究对象分入干预组。这样做的结果就是在不同干预组之间,上述潜在混杂因素的比例是均衡的。例如,冠状动脉搭桥手术试验(Principal Investigators of CASS and Associates,1981),把患者按症状、心室功能、病变血管数量和治疗实施部位分成不同区组。每个区组中有相同数量的患者被随机分配,分别接受药物治疗或手术。
2. 在分析阶段利用多因素统计模型进行校正。研究结束后,比较不同治疗组间所有对结果有影响的因素。对存在组间差异的因素,通过调整或者其他统计学手段来控制它们的混杂效应(Rothman,1977)。例如在 UGDP 研究中,甲苯磺丁脲组和安慰剂组心血管疾病死亡率的差异部分源于甲苯磺丁脲组平均年龄较高(甲苯磺丁脲干预组死亡率高出 13.2 每千人年)。通过统计处理调整年龄影响后,心血管疾病死亡率的组间差异减小到 12.4 每千人年。

什么时候统计终点结局

随机对照试验一般把随机化之后发生的一系列事件定为研究的终点结局,如死亡、肿瘤复发、心肌梗死的复发、再入院治疗等。不过,为了明确干预措施的效果,研究往往只分析那些在干预措施实施后特定时间内发生的事件。

案例:对疑似心肌梗死的患者预防性肌内注射利多卡因(Koster and Dunning,1985)的随机对照试验,得到以下数据:

随机化后心室颤动的发生率	利多卡因组($n=2987$)	对照组($n=3037$)
0~15 分钟	6	5
16~60 分钟	2	12
合计	8	17

研究者认为，由于肌内注射利多卡因的药代动力学研究显示，在起始的15分钟血药浓度较低，属于"亚治疗"期，所以应该特别关注16～60分钟期间结局事件的发生情况。然而，另外也有研究者（Gamble and Cohn, 1972; Geddes et al., 1974）认为，低水平的利多卡因也可能引起心室颤动，所以在随机化之后发生的所有事件都应该计算在内。在实际研究中，两种比较可能都应该进行，即既比较与药理学假说无关的情况（即，比较两组全部心室颤动的发生水平），也要比较与药理学假说匹配的相应时间段内结局事件的发生情况。

案例： 由于认识到降低血清胆固醇的干预具有远期效益，因此对降低胆固醇试验参与者进行了长期随访。对试验结果进行综合分析后（Law et al., 1994）发现，只测量干预实施后最初几年降低胆固醇的作用，可能会大大低估干预所带来的远期效益。

对于那些把患者的某种状态（如疼痛、死亡、物理检查或者实验室检测结果）作为终点结局的研究，只要某治疗有足够时间发挥其预期效果，那么终点结局测量时间的选择在一定程度上就具有较强的主观性了。然而，如果疾病具有复发性且治疗又是短期的，那么就有必要在治疗过程中以及之后都进行疗效评估。例如，对短期使用苯二氮䓬（1～2个月）治疗焦虑的效果进行研究就需要在治疗期间和治疗后都对患者的心理状态进行评估。如不进行远期疗效评估，就无法观察到停药后的反弹现象［一项短期苯二氮䓬治疗试验已观察到这种反弹现象（Power et al., 1985）］。

如果干预效果会随着时间衰减，那么就应该对结局进行长期跟踪测量。一项评估尼古丁贴片戒烟效果的随机对照试验中，研究人员不仅测量了干预（使用尼古丁贴片或者安慰剂）后短期内（3个月）的吸烟水平，也测量了干预后1年的吸烟水平（Imperial Cancer Research Fund General Practice Research Group, 1994），这样就可以鉴别短期吸烟水平的改变是否只是源于一些患者的暂时戒烟，而事实上这一情况被证明是的确存在的。

如何处理不依从的研究对象

随机对照试验中,通常都会不同程度地发生研究对象在随机分组后不能完全依从相应分组的治疗方案的情况。事实上,很少有研究能保证研究对象完全依从最初的分配。治疗方案的改变(不依从)很可能是医生本人引起的。例如在冠状动脉手术治疗研究中被分配到药物治疗组的患者,如果病情发生恶化而医生觉得有必要进行手术,那么这个患者则有可能转而接受手术治疗。此外,这种分组的不依从也有可能是患者对某种药物有不良反应所致,这种情况下医生必须终止该药物的使用。除上述两种情形外,也有可能是参与者自己决定不再接受分配的治疗方案从而导致不依从的发生。

对一项随机试验的结果进行分析应该首先按照原始随机分组方案比较分配在不同干预组内研究对象的结局,无论这些研究对象最终是否依从了该组的干预措施。这种分析方法(意向治疗分析)可最大限度地保持随机分组后组间混杂因素分布的均衡性(Fisher et al., 1990)。如果根据实际接受治疗的情况对患者进行分类,将会引入偏倚。也就是说,这种分析方法会由于不依从者的某些与结局相关的特征(变量)与依从者之间存在差异而使研究结果偏离真实情况。随机后不依从分组的原因,以及不依从的研究对象的基本特征及其结局事件的发生情况都可能给大多数研究结果带来相当严重的偏倚。例如:如果一种疗法有效,往往在疗程完成前就会看到明显效果。如果一种正在评估的治疗不是很有效,该组的患者就不会感到明显的效果,因而他们很可能不会完成整个疗程的治疗。在这种情况下,分析时如果排除了没有依从治疗的人,会错误地高估干预措施的有效性。

即使干预结果不是这么直接地影响依从性,不能保持原分组也会导致结果发生偏倚。以下随机对照试验可以说明此现象。为了降低心脏病死亡率,给予心肌梗死患者服用氯贝丁酯(可降低血胆固醇的浓度)或者安慰剂(Coronary Drug Project Research Group, 1980)。在研究的五年间,监测干预组和对照组对既定疗法的依从性。研究者并没有发现氯贝丁酯治疗组和安慰剂组的累积死亡率有差异,然而,无论是哪一个组,80%及以上时间依从的人群累积死亡率为 15%，依从较差的人群累积死亡率为 27%。如果研究者在分析中将不依从的患者放在安慰剂组，将会对药物疗效做出不真实的评价。普萘洛尔治疗心肌梗死的随机对照试验证实了不依从性和死亡率的增加有类似关联（Horwitz et al.，1990）。

案例：许多随机试验都会由于对照组成员不依从而影响研究证明干预效果的能力。例如在一项研究中，高血压合并中度高胆固醇血症的患者被随机分配接受每天 40mg 的普伐他汀（$n=5170$）或者接受医生的常规治疗（$n=5185$）（ALLHAT Officers and Coordinators for the ALLHAT Collaborative Research Group，2002）。普伐他汀组冠状动脉疾病的 6 年累积发病率是 9.3%，而对照组是 10.4%（相对危险度 =0.91，95% 置信区间：0.79～1.04）。然而，在试验期间，近 30% 的对照组患者也开始服用普伐他汀或者其他降脂类药物。由于这种"污染"，在试验进行的第 4 年两组的平均血脂水平都降低了：普伐他汀组下降了 17%，而"常规治疗"组下降了 8%。因此，几乎可以肯定普伐他汀对冠状动脉疾病的实际治疗效果高于该试验获得的结果。对所有采用他汀类药物治疗的相关研究进行综合分析的结果支持以上推论（图 4.3，译者注：以每个试验中治疗组和对照组血脂水平差异的百分数为横坐标，以相对危险度大小的自然对数为纵坐标）。从图中可见，随着血脂降低的幅度增大，他汀类药物治疗降低全死因死亡率和冠状动脉疾病发生率的作用就越明显，而本例中所引用的研究中，对照组与治疗组之间的血脂差异是最小的，也就是说本研究得出的结论是趋向保守的。

把不依从者保留在原分配组中的缺点是，治疗的真实效果可能会被稀释。如果不依从的程度很高，而且已经收集到影响预后的重要变量的数据，并且这些变量可在多因素分析中加以调整，这时，忽略随机分组而直接根据实际接受治疗的情况对参与者进行分组分析，可能是从该研究中获得有用信息的唯一希望。

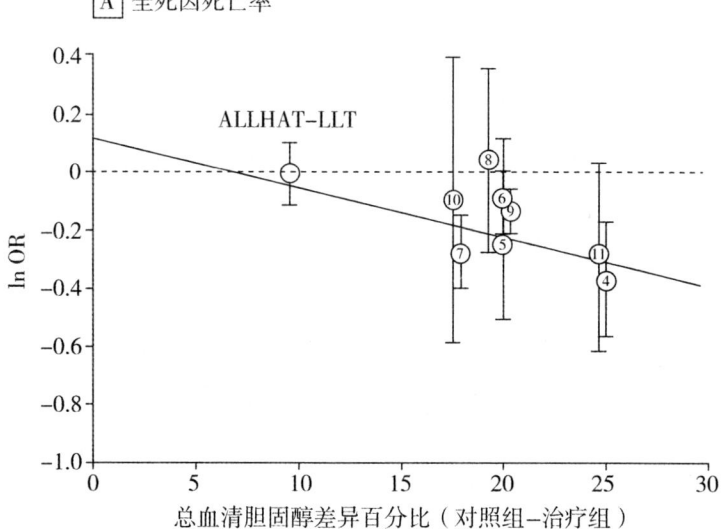

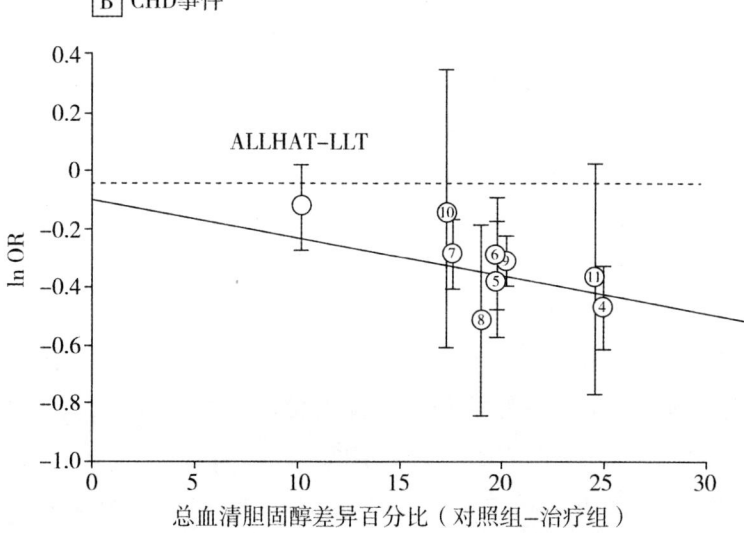

图 4.3 冠心病（CHD）发病率和死亡率的降低与总血清胆固醇的关系（降低胆固醇治疗的随机试验）。图中显示了 9 项大型他汀类药物治疗随机试验得出的反映治疗保护作用（相对对照）的 ln OR 及其 95% 置信区间。本图还显示了基于 2000 年 12 月 31 日之前发表的 45 篇评估他汀类药物和其他降胆固醇药物干预效果的随机试验结果所绘制的 ln OR 回归线（摘自 the ALLHAT Officers and Coordinators for the ALLHAT Collaborative Research Group，2002）。

当存在不依从现象时，通常在意向治疗分析的基础上对不依从问题进行处理比单纯按实际接受治疗的情况进行分析产生的偏倚更小。例如，在一个对绝经后妇女进行 5 年雌激素—孕激素联合治疗或者 5 年安慰剂治疗的研究中，静脉栓塞发生率是该研究的终点结局之一（Cushman et al.，2004）。研究显示，接受激素治疗的妇女静脉栓塞发生风险是安慰剂组妇女的 2.1 倍。然而，由于大约三分之一激素治疗组妇女在试验过程中停止服用激素，同时由于一些安慰剂组妇女开始接受激素治疗，所以观察到的关联小于完全依从情况下的相关性。研究者通过一种辅助性分析来解决这一问题，这种方法仅分析研究对象依从分配治疗的时间段及不依从 6 个月内静脉栓塞的发生情况，而对于不依从超过 6 个月的时间段内的结局事件和人时则不再纳入统计分析。该辅助性分析的结果显示，采用激素治疗（或者结束激素治疗 6 个月内）的妇女患静脉栓塞的风险是不使用者的 3.2 倍，而意向治疗分析的估计值为 2.1 倍。

如果不依从的原因与静脉栓塞的发生无关，那么把分析限定在每个参与者依从的时间段内则可以使风险评估结果更为准确。不过研究人员往往认为这种理论上的假设并不总是成立的，而且可以想见，即使出现了不依从，干预的效果（如果有效）在停止治疗（不依从）后的一个相对较短的时间段内还是会有所显现。因此，通过限定不依从后的研究截止时限可帮助我们解决这个问题。例如在这个例子中，研究者就做了一个合理的猜想，即将这一"短暂时期"定义为治疗停止后的 6 个月内，并以此为基础进行数据分析。

前面的例子主要分析了干预措施（激素治疗）在干预实施阶段对终点结局的影响。如果将假设改为干预措施在干预停止之后还可能对研究者所关注的终点结局产生影响（例如既往使用激素和乳腺癌之间的关联），那么之前所描述的用于分析静脉栓塞发生率的方法将不再适用。

有时，不依从并不是由治疗的不良反应引起的，如一些被招募入组的研究对象在整个研究期间从未接受治疗。如果分析中包括了这些人，则会造成结果发生偏倚。我们可以采取另一种方法来减少这种偏倚，但这种方法必须同时监测依从者和不依从者的结局发生情况。

案例：一项在印度尼西亚农村开展的研究（Sommer and Zeger, 1991），随机选出村子中的 12 094 名儿童作为干预组，接受口服维生素 A 补充剂，将村子中其他 11 588 名儿童作为对照而不给予干预。

下表归纳了实施干预措施后 8 个月内，对照组 11 588 名儿童、干预组 9675 名确实接受维生素 A 的儿童和其余 2419 名未接受补充剂儿童的死亡率情况。

研究组别	依从情况	儿童数目	死亡人数	死亡率（每1000人）
对照组	—	11 588	74	6.4
维生素 A 组	—	12 094	46	3.8
	是	9 675	12	1.2
	否	2 419	34	14.1

通过比较对照组和维生素 A 干预组儿童的累积死亡率，可以准确地评估这个项目的相对效果（3.8÷6.4=0.59，死亡率下降 41%），这一结果是在项目没有能力监督干预组每个孩子服药的情况下得出的。由于按分配服用维生素 A 的儿童死亡率非常低，所以对对照组和干预组进行总体比较得到的相对效果不如对实际接受维生素 A 干预儿童和对照组进行比较所得的结果（RR 值）那么明显（1.2÷6.4=0.19，死亡率降低 81%）。值得注意的是，那些本应该服用维生素 A 但是最终没有服用的儿童，他们有很高的累积死亡率。为了精确地估计维生素 A 的干预效果，有必要进一步进行如下计算。（译者注：首先，以是否接受维生素 A 干预的实际情况为标准，将干预组分为两组，即依从组与不依从组。然后，假设对照组中也同样有这样的两组人群，其中不依从自然死亡率与干预组中不依从组死亡率相等。这样，我们就可以估算出对照组中依从组儿童死亡率，并与干预组中依从组儿童干预后死亡率进行比较，从而对干预效果进行更为精确的估计。）假设对照组中与干预组依从者相对应的那部分儿童的自然累积死亡率为 x，计算公式为：

$$\frac{6.4}{1000}=x\left(\frac{9675}{12\,094}\right)+\frac{14.1}{1000}\times\left(\frac{2419}{12\,094}\right)$$

$$x=4.47/1000$$

基于这一结果，我们可以估计维生素 A 降低死亡率的相对危险度是 $1.24\div4.47=0.28$。

Cuzick 等（1997）在其论著中详细阐述了关于对照组中不依从的处理方法。

评估随机分组人群亚组的治疗效果

通常一种疗法并不是对所有的患者都有效。原因可能是患者对药物吸收和代谢的能力不同，使得一种有效的药物变得无效；还可能是因为所治疗的疾病存在很高的异质性，从而导致干预措施仅在部分患者中有效，例如乳腺癌并非都为雌激素受体阳性，也因此对他莫昔芬治疗的敏感性存在差异（Early Breast Cancer Trialist's Collaborative Group，1992）。

由于治疗的效果可能受到上述患者自身特点或者疾病特征的影响，因此随机对照试验的结果分析中很有必要对干预特别敏感或不敏感的患者进行亚组分析。这样的分析很容易操作，简言之，可根据原始数据，按有和无某种特征（例如是否为受体阳性的乳腺癌）或者按某特征的不同等级（例如血压升高的程度）对患者进行分层，再在层内比较分析治疗和对照的疗效差异。

然而，对亚组之间治疗效果的差异，解释起来通常难度较大。众所周知，在不同治疗组间观察到的差异，完全可能是一种随机的结果（抽样误差）。换言之，试验中发现的疗效差异在研究以外的人群中可能并不真实存在。在分析中亚组分得越多，治疗组和对照组的差异（大小或有无）就更有可能是由于随机误差造成的，也即在普通人群中实际上并不存在亚组比较所发现的差异（Pocock and Hughes，1990；Altman and Matthews，1996）。

因此，当观察到亚组间疗效差异十分明显时，我们也应该采取谨慎的怀疑态度对这种亚组间的差异进行解释。少数情况下，当研究发现亚组间有巨大差异，并且能够对这种差异进行合理解释时，这一结果才可能被认可。如果有充足的理由预判组间可能存在明显的效果差异，那么即使该研究仅观察到中等程度的组间差异，也可暂时认为这种差异是真实存在的。

案例：Bracken 等（1990）开展了一项多中心随机对照试验，对急性脊髓损伤患者在损伤发生14小时内给予高剂量甲泼尼龙或者安慰剂，在6周和6个月后观察运动功能。研究发现，治疗效果只在那些损伤8小时内就接受治疗的患者中有所显现，这样的患者占治疗组总人数的50%。因为作者相信高剂量的甲泼尼龙能在脊髓损伤8小时内阻断其病理生理改变，所以在发表研究结果时重点描述了亚组的分析结果并得出结论：在脊髓损伤8小时内给予研究中所用剂量的甲泼尼龙可以促进神经系统的恢复。

但在绝大多数情况下，单一研究中所发现的亚组间疗效差异应该在其他研究中进行进一步确认，之后再决定是否应用于医疗实践。

随机对照试验的分析和报告

随机对照试验统计分析的相关问题不在本书讨论范围之内。在Peto等（1977）的文章中对这个问题有非常精彩的介绍，读者从中可以找到相关内容和例子。

随机对照试验结果的报告标准已经制定且被广泛应用（Moher et al., 2001）。这些标准包括22个条目，同时包括一个概括招募与失访的流程图。

何时停止一个随机对照试验研究

关于何时停止一个随机对照试验的问题在Pocock的书中有较详细的阐述。在决定是否继续一个试验的时候，必须要考虑以下几个方面：

1. 试验所观察到的处理组间差异的大小和方向。
2. 观察到的治疗效果有多大的可能性是假阳性。
3. 标准疗法和新疗法的差异是否足够大，也就是是否值得向临床推荐。

有一点应该非常明确，对上述几个问题的评估不应该由研究者自己进行，而应该专门组建一个评估小组，他们可以查阅数据并对研究者提出建议。独立小组的存在可以使研究结果更有可能用于制订未来的治疗决策，同时也可以保障试验参与者有接受已知最好治疗的权利。

随机对照试验的局限性

实施随机对照试验一般花费比较大。需要相当可观的资源用于招募受试者、进行随机化、实施治疗和随访受试者。同时还需要大笔的经费用于多机构合作。由于研究对象的数量与研究花费有一定程度的关联，所以绝大多数随机对照试验的规模由于经费原因而受限。

当然，参与者数量越少，试验能可靠地识别组间差异的能力就越小。下面的例子可说明，当一个研究看似样本量很大但事实上不足够大时，对研究结果的解释就会变得不可靠。

案例：HIV感染的妇女在怀孕末期使用齐多夫定可以降低婴儿感染HIV的概率。为了更大程度地降低母婴传播风险，2001—2003年在泰国开展了一个随机对照试验（Lallemant et al., 2004）。使用齐多夫定治疗的HIV阳性妇女，在分娩时被随机分配口服200mg奈韦拉平或者安慰剂。母亲服用奈韦拉平组的孩子在出生后3天进一步被随机分配接受奈韦拉平或者安慰剂。（所有的婴儿都是配方奶粉喂养，同时也给予齐多夫定。）

该研究的中期分析发现，母亲在分娩时未接受奈韦拉平治疗组，婴儿的感染率高出许多。所以试验中该组被停止了，该研究继续比较接受奈韦拉平和安慰剂的婴儿的感染率（母亲均接受过奈韦拉平治疗）。在705个接受奈韦拉平的婴儿中，有12个（1.9%）在6月龄时感染了HIV，相比之下，安慰剂组697个婴儿中有17个（2.8%）婴儿发生感染。两组差异为0.9%，其95%置信区间为0.8%～2.6%，也就是说，单纯给予母亲奈韦拉平与母亲和婴儿都接受奈韦拉平治疗相比，在防止HIV传播上无统计学差异。

尽管研究结果无统计学差异，泰国的卫生部仍推荐对HIV阳性的母亲和她分娩出的孩子进行奈韦拉平治疗。这一决定很可能是因为相信奈韦拉平治疗婴儿的确会使他们获益，同时治疗相对安全且花费低，从而使得卫生部并未过多关注该研究统计结果的不可靠性。不管泰国卫生部的决策是否正确，需要注意的是，一个只招募了1400名参与者的随机对照试验，研究结果中发现的0.9%的感染率差异很可能是由于抽样误差造成的。所以，由于一个随机对照试验往往没有能力纳入足够多的患者，因此我们通常不能根据一个随机对照试验的结果就对临床使用的重要治疗方法的效果下定论。

图4.4描述了为发现两治疗组间的统计学差异（$P < 0.05$），每组所需要的样本量（统计学效能为80%）。研究需要的样本量和其中一组终点结局的频率有关（p_1 从 0 到 1.0），也和两组间结局频率的绝对差异有关（p_2-p_1），图中显示差异范围为 –0.5 ~ 0.6。例如，30% 的患者通过安慰剂治疗后症状有所改善，

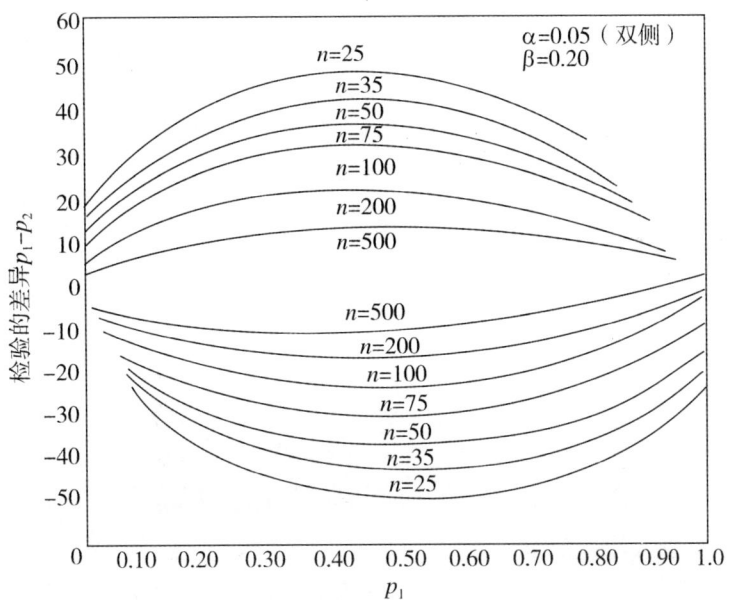

图 4.4 在双侧 α=0.05 的检验水平上，把握度为 80% 时，检验两独立样本结局发生频率 P_1 和 P_2 差异所需要的试验样本量。n 为每个组的观察人数。(Adapted from Feigel P.A graphical aid for determining sample size when comparing two independent proportions. Department of Biostatistics, Technical Report No.6. Seattle：University of Washington；July 1977.）

如果事实上 A 药物服用者的相应改善比例为 50%（$p_2-p_1=0.50-0.30=0.20$），那么一个不到 200 人（每组不到 100 人）的研究就有 80% 的机会可以发现这种差异。需要说明的是，如果组间差异小于 0.10，每组则需要几百甚至更多的患者。如果研究结果提示某治疗有效，但是效果不明显，那么则需要通过一个更大样本量的研究来确认这种效果。

问题

4.1. 几年前发表的一篇关于药物效果评估的论文对随机对照试验的价值做了如下评论：

> "我们不讨论有关这些药物的随机对照试验，因为我们更关注药物在人群中的效果，而非个人水平的评估结论。所以，尽管随机对照试验提供了有价值的药物效果信息，但只有当研究人群能代表普通人群中相应的亚组人群时，这些信息才对我们有意义，而随机试验往往很难达到这样的代表性，因为它的研究对象通常都包含志愿者。"

你不同意这里阐述的观点。为什么？

4.2. Luesley 等（1988）开展了一项随机对照试验来评估晚期卵巢癌妇女接受最大范围肿瘤切除术后的后续治疗效果。

该研究把术后患者分成 2 个治疗组：(a) 接受顺铂治疗 5 次，每次 $100mg/m^2$，随后进行 12 个疗程（两周为一疗程）的苯丁酸氮芥 [$0.2mg/(kg\cdot d)$] 治疗；(b) 顺铂和苯丁酸氮芥治疗方案与 (a) 组相同，但在顺铂治疗后进行二次手术，尝试切除残余恶性组织。

但最终并不是所有患者都按计划接受治疗。53 个分配到 (b) 组的妇女，有 21 个未接受二次手术，原因是疾病进展明显或者患者不愿接受第二次手术。在随访期间（两组随访中位时间为 46 个月），(a) 组有 44/57（77%）的妇女死亡，(b) 组有 42/53（79%）的妇女死亡。

除了增加参与者数量以外，还有什么方法可以提高该研究效能，以便观察二次手术作为现有苯丁酸氮芥和顺铂治疗的补充治疗手段的真实效果？

4.3. 对无症状菌尿妇女进行每半年一次的筛查，发现了358名尿道感染的老年妇女（Abrutyn et al.，1994）。这些妇女被随机分配接受安慰剂或者抗生素的短期治疗（1～3天）（假设感染的病原体对抗生素敏感）。5～10天以后，尿培养阳性妇女再接受14天安慰剂或者相应的抗生素治疗。

抗生素治疗组中82.9%和安慰剂组中15.6%的妇女的菌尿被短期清除。经过9年的随访，18.1%接受抗生素治疗的妇女死亡，而对照组有20.3%死亡（相对危险度=0.9，95%置信区间为0.5～1.5）。该研究没有评估相关的非死亡结局。

研究的作者认为："在该研究人群中，结果可以提示，如果以降低死亡率为目标，没有必要对老年人的无症状菌尿进行治疗。"这项研究的哪些局限导致其结论并不可靠？

4.4. 抗癫痫药物会损害人的认知功能和行为。在用药2年以上且用药期间无癫痫发作的患者中开展的一项随机对照试验评估了逐步停药的后果（Medical Research Council Antiepileptic Drug Withdrawal Study Group，1991）。在2年的随访过程中，停用药物者中有41%复发，而继续接受抗癫痫药物治疗的患者中只有22%复发。

该试验中没有设立安慰剂组，因为"安慰剂在临床上不能应用于癫痫缓解期患者的治疗"。这个解释有说服力吗？

4.5. 20世纪90年代末，在澳大利亚的珀斯开展了一项随机对照试验，以评估腹主动脉瘤的筛查功效（Norman et al.，2004）。该城市中65～83岁的男性居民都被纳入该研究，并被随机分配接受超声检查或作为对照组（不进行检查）。研究人员将超声检查结果提供给患者和医生，以便其采取进一步诊疗措施（如手术或者随访检查）。最后，研究人员比较了两组研究对象筛查后的腹主动脉瘤死亡率或筛查后续治疗的死亡率（对于对照组男性，从筛查组进行超声检查的时间点开始计算）。结果如下：

干预组	人数	死亡人数*	年龄调整死亡率**
筛查组	19 352	18	11.51
接受筛查	12 203	7	7.48
未接受筛查	7 149	11	18.27
对照组	19 352	25	18.91

* 腹主动脉瘤或其筛查后续治疗所导致的死亡
** 每10万人年死亡率

通过意向性分析，获得两组的死亡率比（筛查组：对照组）为11.51/18.91=0.61，其95%置信区间为0.33～1.11。因此，作者得出以下结论：对65～83岁的男性进行腹主动脉瘤筛查是无效的。

（a）为准确估计筛查效果，保证筛查效果不受低依从性影响，我们应该如何分析该试验的结果？

（b）根据上述分析，请重新估计与该人群腹主动脉瘤超声筛查有关（由腹主动脉瘤筛查或其筛查后续治疗所致）的死亡率比。

答案

4.1. 随机对照试验总是有志愿者参加，所以总是需要把研究结果推广到一个与试验人群不完全一致的人群中，这个人群也包括潜在的非志愿者。同时，另外一种评估药物效果的方法——非随机设计，其缺点更加明显，即接受与未接受药物治疗的研究对象之间可能存在与结局发生风险相关的固有差异（混杂因素的影响）。

为追求研究的内部效度，研究者都尽最大可能保证随机对照试验结果的可靠性，所以我们绝不会摒弃这些可靠的结果。结论的外推可能会存在一定的问题，甚至是风险，但研究人员只有在保证研究组间比较有效的前提下，才会开始考虑外推。

4.2. 患者的随机分组应该在实施化疗（顺铂）之后进行，而不是在化疗之前。这样就可以把有明显癌转移、不适合做二次手术的妇女同时从两组中排除。同样，在分组前也能排除不愿接受再次手术的妇女。这些本该排除的妇女被随机分配到两个组里，在分析时由于纳入了这些妇女，导致二次手术治疗的真实效果被"稀释"。

4.3. 尽管老年妇女无症状尿路感染的清除确实可以降低某些疾病的死亡率（如慢性肾疾病），但是这些死亡只占总死亡的一小部分。所以，该研究所发现的抗生素治疗妇女的死亡率降低 11% [（20.3%–18.1%）/20.3%] 很可能是一个随机结果，但也不能完全排除清除尿路感染可以降低死亡率的可能性。为保证随机对照试验准确评估筛查和治疗无症状菌尿的效果，该试验必须：(a) 比现有研究纳入更多的研究对象；或者 (b) 评估某些相关性更强的终点结局（例如肾疾病所导致的死亡、肾功能障碍或者尿路症状的发展等），因为治疗对这些结局的影响程度远高于对全死因死亡率的影响。

4.4. 几乎没有哪个疾病的临床治疗方案中有安慰剂替代这种疗法。因此，如果作者提出的理由是合理的，那么安慰剂就不可能应用于任何一项随机对照试验了！在随机对照试验的设计中使用安慰剂，唯一的目的是对试验参与者和研究者设盲，以使随机试验研究能够获得尽可能真实可靠的结果。

在该项研究中，我们可以想象研究人员所观察到的癫痫发作报告的差异有一部分正是因为未使用盲法所致。不过，由于癫痫大发作是一种严重的癫痫，因此癫痫大发作的报告真实性比较好。所以，也并不是所有观察到的组间差异都源于未使用安慰剂而引入的偏倚。

4.5. 在这项研究中，非常高的不依从率（7149/19 352=36.9%）使得通过总体比较随机分组的组间死亡率来评估筛查效果的能力大打折扣。但是，因为

(a) 这种不依从不是由干预措施造成的，(b) 无论是否真的接受筛查，研究人员收集了所有被分配到筛查组的男性的死亡数据，所以我们可以用该研究中所得到的数据对腹主动脉瘤筛检试验效果进行无偏估计。其思想就是比较干预组中实际参加筛查的人和对照组中与干预组实际参加筛查的人相对应人群的死亡率（死于腹主动脉瘤或相应后续治疗）（参见 70 页）。对照组中与干预组实际参加筛查的人相对应人群的死亡率可以估计为：

$$\frac{18.91/100\,000 - (18.27/100\,000) \times 0.369}{0.631} = 19.28/100\,000 \text{ 人年}$$

所以，与对照相比，筛查男性腹主动脉瘤和治疗的相对死亡风险可以估计为：

$$(7.48/100\,000) / (19.28/100\,000) = 0.39$$

这一结果与意向性分析所得出的相对死亡风险（0.61）有很大不同。

参考文献

Abrutyn E, Mossey J, Berlin JA, et al. Does asymptomatic bacteriuria predict mortality and does antimicrobial treatment reduce mortality in elderly ambulatory women? *Ann Intern Med* 1994;120:827–833.

Adachi JD, Bensen WG, Brown J, et al. Intermittent etidronate therapy to prevent corticosteroid-induced osteoporosis. *New Engl J Med* 1997;337:382–387.

ALLHAT Officers and Coordinators for the ALLHAT Collaborative Research Group. Major outcomes in moderately hypercholesterolemic, hypertensive patients randomized to pravastatin vs usual care. *JAMA* 2002;288:2998–3007.

Altman DG, Matthews JNS. Interaction 1: Heterogeneity of effect. *Br Med J* 1996;313:486.

Aspirin Myocardial Infarction Study Research Group. A randomized controlled trial of aspirin in persons recovered from myocardial infarction. *JAMA* 1980;243:661–669.

Australian National Health and Medical Research Council Dietary Salt Study Management Committee. Fall in blood pressure with modest reduction in salt intake in mild hypertension. *Lancet* 1989;1:399–402.

Bracken MB, Shepard MJ, Collins WF, et al. A randomized, controlled trial of methylprednisolone or naloxone in the treatment of acute spinal-cord injury. *N Engl J Med* 1990;322:1405–1411.

Buchwald H, Vargo RL, Matts JP, et al. Effect of partial ileal bypass surgery on mortality and morbidity from coronary heart disease in patients with hypercholesterolemia. *N Engl J Med* 1990;323:946–955.

Byar DP, Herzberg AM, Tan WY. Incomplete factorial designs for randomized clinical trials. *Stat Med* 1993;12:1629–1641.

Carette S, LeClaire R, Marcoux S, et al. Epidural corticosteroid injections for sciatica due to herniated nucleus pulposus. *New Engl J Med* 1997;336: 1634–1640.

Church TR, Elerer F, Mandel JS. RE: All-cause mortality in randomized trials of cancer screening. *J Natl Cancer Inst* 2002;94:861.

Cobb LA, Thomas GI, Dillard DH, et al. An evaluation of internal-mammary artery ligation by a double-blind technic. *N Engl J Med* 1959;260:1115–1118.

Committee for the Assessment of Biometric Aspects of Controlled Trials of Hypoglycemic Agents. Report of the committee for the assessment of biometric aspects of controlled trials of hypoglycemic agents. *JAMA* 1975;231:583–608.

Committee of Principal Investigators. A co-operative trial in the primary prevention of ischemic heart disease using clofibrate. *Br Heart J* 1978;40: 1069–1118.

Coope J, Thompson JM, Poller I. Effects of "natural estrogen" replacement therapy on menopausal symptoms and blood clotting. *Br Med J* 1975;4: 139–143.

Coronary Drug Project Research Group. Aspirin in coronary heart disease. *J Chron Dis* 1976;29:625–642.

Coronary Drug Project Research Group. Influence of adherence to treatment and response of cholesterol on mortality in the coronary drug project. *N Engl J Med* 1980;303:1038–1041.

Cushman M, Kuller LH, Prentice R, et al. Estrogen plus progestin and risk of venous thrombosis. *JAMA* 2004;292:1573–1580.

Cuzick J, Edwards R, Segnan N. Adjusting for non-compliance and contamination in randomized clinical trials. *Statistics in Medicine* 1997;16:1017–1029.

Dayton S, Pearce MI, Hashimoto S, et al. A controlled clinical trial of a diet high in unsaturated fat in preventing complications of atherosclerosis. *Circulation* 1969;39–40 (suppl 2):1–63.

Diabetic Retinopathy Study Research Group. Photocoagulation treatment of proliferative diabetic retinopathy: Clinical application of diabetic retinopathy study (DRS) findings. DRS Report Number 8. *Ophthalmology* 1981; 88:583–600.

Early Breast Cancer Trialists' Collaborative Group. Systemic treatment of early breast cancer by hormonal, cytotoxic, or immune therapy. *Lancet* 1992;339:1–15.

Echt DS, Liebson PR, Mitchell LB, et al. Mortality and morbidity in patients receiving encainide, flecainide, or placebo. *N Engl J Med* 1991;324:781–788.

Ellenberg SS. Randomization designs in comparative clinical trials. *N Engl J Med* 1984;310:1404–1408.

Ellenberg SS, Temple R. Placebo-controlled trials and active-control trials in the evaluation of new treatments. *Ann Intern Med* 2000;133:464–470.

Emanuel EJ, Miller FG. The ethics of placebo-controlled trials: A middle ground. *N Engl J Med* 2001;345:915–918.

Fisher LD, Dixon DO, Herson J, et al. Intention to treat in clinical trials. In Peace KE (ed), *Statistical Issues in Drug Research and Development.* New York: Marcel Dekker, 1990.

Freedman B. Equipoise and the ethics of clinical research. *N Engl J Med* 1987;317:141–145.

Freemantle N, Calvert M, Wood, J, et al. Composite outcomes in randomized trials; greater precision but with greater uncertainty? *JAMA* 2003;289: 2554–2559.

Gamble OW, Cohn K. Effect of propanolol, procainamide, and lidocaine on ventricular automaticity and reentry in experimental myocardial infarction. *Circulation* 1972;46:498–596.

Geddes JS, Webb SW, Adgey AAJ. Effects of lidocaine on "gating" mechanism. *Am Heart J* 1974;88:260–261.

Gilchrest BA, Rowe JW, Brown RS, et al. Ultraviolet phototherapy of uremic pruritus: Long-term results and possible mechanism of action. *Ann Intern Med* 1979;91:17–21.

Guyatt G, Sackett D, Taylor DW, et al. Determining optimal therapy—randomized trials in individual patients. *N Engl J Med* 1986;314:889–892.

Hills M, Armitage P. The two-period cross-over clinical trial. *Br J Clin Pharmacol* 1979;8:7–20.

Horwitz RI, Viscoli CM, Berkman L, et al. Treatment adherence and risk of death after a myocardial infarction. *Lancet* 1990;336:542–545.

Hypertension Detection and Follow-up Program Cooperative Group. Five-year findings of the Hypertension Detection and Follow-up Program: 1. Reduction in mortality of persons with high blood pressure, including mild hypertension. *JAMA* 1979a;242:2562–2571.

Hypertension Detection and Follow-up Program Cooperative Group. Five-year findings of the Hypertension Detection and Follow-up Program: 2. Mortality by race, sex, and age. *JAMA* 1979b;242:2572–2577.

Imperial Cancer Research Fund General Practice Research Group. Randomized trial of nicotine patches in general practice: Results at one year. *Br Med J* 1994;308:1476–1477.

Jain RK. Physiological barriers to delivery of monoclonal antibodies and other macromolecules in tumors. *Cancer Res* 1990;50:2741–2751.

Jones B, Jarvis P, Lewis JA, et al. Trials to assess equivalence: The importance of rigorous methods. *Br Med J* 1996;313:36–39.

Karlowski TR, Chalmers TC, Frenkel LD, et al. Ascorbic acid for the common cold: A prophylactic and therapeutic trial. *JAMA* 1975;231:1038–1042.

Koster RQ, Dunning AJ. Intramuscular lidocaine for prevention of lethal arrhythmias in the prehospitalization phase of acute myocardial infarction. *N Engl J Med* 1985;313:1105–1110.

Kronmal RA, Cain KC, Ye Z, et al. Total serum cholesterol levels and mortality risk as a function of age: A report based on the Framingham data. *Arch Intern Med* 1993;152:1065–1073.

Lallemant M, Jourdain G, LeCoeur S, et al. Single-dose perinatal nevirapine plus standard zidovudine to prevent mother-to-child transmission of HIV-1 in Thailand. *N Engl J Med* 2004;351:217–228.

Last JM. *A Dictionary of Epidemiology.* 3rd ed. New York: Oxford, 1995.

Law MR, Wald NJ, Thompson SG. By how much and how quickly does reduction in serum cholesterol concentration lower risk of ischaemic heart disease? *Br Med J* 1994;308:367–373.

Lindor KD, for the Mayo Primary Sclerosing Cholangitis-Ursodeoxycholic Acid Study Group. Ursodial for primary sclerosing cholangitis. *N Engl J Med* 1997;336:691–695.

Lipid Research Clinics Program. The Lipid Research Clinics coronary primary prevention trial results. *JAMA* 1984;251:351–364.

Long-Term Intervention with Pravastatin in Ischaemic Disease (LIPID) Study Group. Prevention of cardiovascular events and death with pravastatin in patients with coronary heart disease and a broad range of initial cholesterol levels. *N Engl J Med* 1998;339:1349–1357.

Lorenz RI, Weber M, Kotzur J, et al. Improved aortocoronary bypass patency by low-dose aspirin (100 mg daily): Effects on platelet aggregation and thromboxane formation. *Lancet* 1984;1:1261–1264.

Louis TA, Lavori PW, Bailar JC, et al. Crossover and self-controlled designs in clinical research. *N Engl J Med* 1984;310:24–31.

Lubsen J, Pocock SJ. Factorial trials in cardiology: Pros and cons. *Eur Heart*

J 1994;15:585–588.

Luesley D, Blackledge G, Kelly K, et al. Failure of second-look laparotomy to influence survival in epithelial ovarian cancer. *Lancet* 1988;2:599–603.

Margolin A, Kleber H, Avants SK, et al. Acupuncture for the treatment of cocaine addition. *JAMA* 2002;287:55–63.

McLeod RS, Cohen Z, Taylor DW, et al. Single-patient randomized clinical trial. *Lancet* 1986;1:726–728.

Medical Research Council Antiepileptic Drug Withdrawal Study Group. Randomised study of antiepileptic drug withdrawal in patients in remission. *Lancet* 1991;337:1175–1180.

Moher D, Schulz KF, Altman D for the CONSORT Group. The CONSORT Statement: Revised recommendations for improving the quality of reports of parallel-group randomized trials. *JAMA* 2001;285:1987–1991.

Norman PE, Jamrozik K, Lawrence-Brown MM, et al. Population based randomised controlled trial on impact of screening on mortality from abdominal aortic aneurysm. *Br Med J* 2004;329:1259–1262.

Peto R, Pike MC, Armitage NE, et al. Design and analysis of randomized clinical trials requiring prolonged observation of each patient: 2. Analysis and examples. *Br J Cancer* 1977;35:1–39.

Pocock SJ. When to stop a clinical trial. *Br Med J* 1992;305:235–240.

Pocock SJ, Hughes MD. Estimation issues in clinical trials and overviews. *Stat Med* 1990;9:657–671.

Power KG, Jerron DWA, Rimpson RJ, et al. Controlled study of withdrawal symptoms and rebound anxiety after six week course of diazepam for generalized anxiety. *Br Med J* 1985;290:1246–1248.

Principal Investigators of CASS and Associates. The National Heart, Lung, and Blood Institute coronary artery surgery study. *Circulation* 1981;63 (suppl 1):11–181.

Riethmuller G, Schneider-Gadicke E, Schlimok G. Randomized trial of monoclonal antibody for adjuvant therapy of resected Dukes' C colorectal carcinoma. *Lancet* 1994;343:1177–1183.

Riggs BL, Hodgson SF, O'Fallon WM. Effects of fluoride treatment on the fracture rate in postmenopausal women with osteoporosis. *N Engl J Med* 1990;322:802–809.

Rosenberger WF, Lachin JM. *Randomization in Clinical Trials: Theory and Practice.* New York: John Wiley & Sons, 2002.

Rothman KJ. Epidemiologic methods in clinical trials. *Cancer* 1977;39(suppl 4):1771–1775.

Shapiro S, Strax P, Venet L. Periodic breast cancer screening in reducing mortality from breast cancer. *JAMA* 1971;215:1777–1785.

Shepherd J, Blauw GJ, Murphy MB, et al. Pravastatin in elderly individuals at risk of vascular disease (PROSPER): A randomised controlled trial. *Lancet* 2002;360:1623–1630.

Siscovick DS, Raghunathan TE, Psaty BM, et al. Diastolic blood pressure and the risk of primary cardiac arrest among pharmacologically-treated hypertensive patients. *J Gen Int Med* 1996;11:350–356.

Sommer A, Zeger SL. On estimating efficacy from clinical trials. *Statistics in Medicine* 1991;10:45–52.

Stein CM, Pincus T. Placebo-controlled studies in rheumatoid arthritis: Ethical issues. *Lancet* 1999;353:400–403.

Stenestrand U, Wallentin L for the Swedish Register of Cardiac Intensive Care (RIKS-HIA). Early statin treatment following acute myocardial infarction and 1-year survival. *JAMA* 2001;285:430–436.

Stevens CE, Alter HJ, Taylor PE, et al. Hepatitis B vaccine in patients receiving hemodialysis: Immunogenicity and efficacy. *N Engl J Med* 1984;311:496–500.

Storm T, Thamsborg G, Steiniches T, et al. Effect of intermittent cyclical etidronate therapy on bone mass and fracture rate in women with postmenopausal osteoporosis. *N Engl J Med* 1990;322:1265–1271.

Temple R, Ellenberg SS. Placebo-controlled trials and active-control trials in the evaluation of new treatments. *Ann Intern Med* 2000;133:455–463.

Veterans Administration Cooperative Study Group on Antihypertensive Agents. Effects of treatment on morbidity in hypertension: Results in patients with diastolic blood pressures averaging 115 through 129 mm Hg. *JAMA* 1967;212:116–122.

Watts NB, Harris ST, Genant HK, et al. Intermittent cyclical etidronate treatment of postmenopausal osteoporosis. *N Engl J Med* 1990;323:73–79.

Weiss NS, Koepsell TD. Re: All-cause mortality in randomized trials of cancer screening. *J Natl Cancer Inst* 2002;94:864–865.

Zelen M. A new design for randomized clinical trials. *N Engl J Med* 1979;300:1242–1245.

Zelen M. Randomized consent designs for clinical trials: An update. *Stat Med* 1990;9:645–656.

（张婵媛 译）

5

治疗效果

——非随机研究

随机对照试验是评价治疗功效的最佳方法，但有很多时候在缺乏随机对照试验证据的情况下，医务工作者也必须做出治疗决策。例如，有一些目前已经被广泛采用的治疗方法是多年前在随机对照试验研究还非常少见的时候就被确定下来的。再如，对饮食或环境进行控制的方法到现在也依然未经随机对照试验评价，却已被广泛接受。另一些治疗方案经随机对照试验验证确实有一定疗效，但因为随机对照试验的研究结局为期间结局（如降压药物试验中的血压控制）而非临床终点结局（如心血管病的发病率和死亡率），所以仍无法确定该治疗对临床结局的影响。即使随机对照试验提示了治疗对临床相关结局的作用，但仍可能由于样本量过小而无法从统计学上排除此结果只是由抽样误差所致的可能性（见第4章）。

在缺乏随机试验研究的明确结论时，我们应该如何寻找证据并更合理地做出治疗决策呢？我们可以尝试在同种疾病患者中找到几组接受不同方法治疗的患者，通过比较这几组患者预后来进行疗效评估。

非随机研究的可靠性

在非随机分组中，由于各组患者的疾病严重程度分布不同，简单地比较组间疗效差异可能会得出错误结论。病情较轻的患者可能倾向于接受某种治疗方法，而病情较重的则倾向于接受另一种方法，因此观察到的组间差异，有可能是由患者本身特征差异造成的，而并非由疗效差异所致，这就是所谓的"指示混杂（confounding by indication）"。例如，比较"手术 + 术后放疗"和"单纯手术"后肺癌患者生存情况时，因为补充性放疗通常只针对有明确转移的肿瘤患者，而明确的癌转移恰恰是不良预后的指标之一，所以会倾向于得出"单纯手术疗效更好"的结论。同样，从表面上看，行分流术的肝硬化和食管静脉曲张患者比接受保守治疗的同种疾病患者生存状况要好，但现在看来这种差异几乎全部是由于非手术组患者基础健康水平较低所致（Sacks et al., 1982）。

而且，在同种疾病的患者中，有人可能因为存在其他健康问题而只能接受特定治疗。例如，进行透析治疗的终末期肾衰竭患者比接受肾移植的终末期患者更可能存在并发症（Vollmer et al., 1983）。如果只对两组患者预后进行简单比较，结果可能错误地提示移植组预后较佳。

那么究竟什么情况下可以利用非随机研究进行可靠的疗效评估呢？不同的人答案不尽相同。有人认为永远都不要相信非随机研究结果，因为患者特征对治疗方案选择的影响太大，以致没有任何方法可以消除其影响（Sacks et al., 1982；Pocock and Elbourne, 2000）。但 Benson 和 Hartz（2000）则认为"观察性（也就是非随机）研究的误用实际上并不是经常发生，这类研究通常还是能够提供有效信息的"。因为我们经常利用非随机研究结果来判断如何预防疾病或如何避免治疗的不良反应，所以可认为非随机研究在帮助我们判断疗效时确实起到了一定的作用。例如，在没有随机对照试验证据支持的情况下，我们得出了不吸烟可以预防肺癌，发现了产前杜绝己烯雌酚（DES）暴露可以预防阴道腺癌。然而我们也必须清楚，利用非随机研究进行疗效推断确实可能发生较大偏倚，那么这些研究需具备哪些条件，才能可靠地用于推断疗效呢？简言之就是以同等的标准监测所有研究对象，以及最大限度地避免其他因素对疗效的干扰。

为了可靠地比较两组或两组以上治疗效果,首先需要做到使用相同方法监测不同组患者治疗后的情况。无论采用问卷、实验室检测,还是查询病例或死亡登记,都应该严格按照同样的规程和标准进行。

其次,为避免混杂因素对结局的影响,研究应至少满足以下两个条件之一:(a) 观察到的疗效差异极其明显,超过其他影响因素(例如疾病严重程度)可能造成的结局差异;(b) 可以通过匹配、调整等方式尽量减少其他因素(译者注:混杂因素)对疾病结局的影响,从而避免其对治疗效果评价的干扰。排除混杂可能比用同一标准监测研究对象的难度更大。

以下例子为满足上述两个条件中(a)的举例。

案例:医生对24名首次化疗后复发的急性淋巴细胞性白血病儿童进行了骨髓移植,平均随访2年后11人仍存活(其中9人缓解)(Johnson et al., 1981)。与之相比,21名复发后再次化疗的急性淋巴细胞性白血病儿童中仅2人仍存活(其中1人缓解)。上述儿童根据是否有相同HLA配型骨髓捐赠者而被分到骨髓移植组或化疗组。此后开展的几项骨髓移植非随机试验设计方法同上(Boulad et al., 1999),也得出了与Johnson等(1981)几乎相同的结论。因为能否获得相同配型的骨髓与急性淋巴细胞性白血病患者预后并不相关,所以可认为两组生存差异主要由治疗方法的差异所致。

案例:Monson等(1973)对波士顿一家医院的353名子宫内膜癌手术患者进行了随访,发现其中"子宫切除+术后放疗"患者的5年生存率要显著高于"单纯子宫切除"患者。尽管放疗组一般都是疾病较为严重的患者,预期寿命较短,但是其生存率仍高于非放疗组,这充分提示"子宫切除+术后放疗"是有效的。随后开展的有关高度恶性子宫内膜癌放疗的随机试验研究[由Naumann(2002)综述]发现,放疗组肿瘤复发率和死亡率都较低,证实上述非随机研究的疗效推断是正确的。

案例：为了去除肝炎病毒，多所血友病中心于 1979 年开始尝试使用经 60℃ 巴氏消毒 10 小时的凝血因子Ⅷ（Schimpf et al.，1989），但是这种消毒程序生产凝血因子Ⅷ的量极低，并不能满足血友病中心就诊患者的需要。后来人们发现了人类免疫缺陷病毒（HIV），为确定巴氏消毒法是否降低 HIV 传播风险，研究者对 155 名在 1979—1986 年期间仅使用此类凝血因子Ⅷ的患者进行了近 6 年的随访并检测 HIV 抗体，未发现 HIV 抗体阳性。但根据使用未消毒凝血因子Ⅷ的治疗经验，预计有 60% 会感染 HIV。

虽然这不是随机对照试验，但因为（a）使用消毒凝血因子Ⅷ组 HIV 感染率远远低于使用未消毒凝血因子Ⅷ者从既往数据得出的预期感染率；（b）高温消毒和非高温消毒凝血因子Ⅷ的治疗剂量基本相同；（c）选择使用高温消毒凝血因子治疗的 155 个患者并不具备抵抗 HIV 感染的能力。综上所述，该研究充分提示巴氏消毒凝血因子Ⅷ可以有效降低 HIV 传播风险。

案例：生殖细胞存在 BRCA1 或 BRCA2 突变的妇女，若行双侧输卵管卵巢切除术，可降低其卵巢癌发生风险（虽然仍可能患乳头状浆液性腹膜癌，它与卵巢癌属于同一细胞来源的恶性肿瘤），然而并没有随机试验证明这种功效是否属实。有两项队列研究（Kauff et al.，2002；Rebbeck et al.，2002）比较了携带突变基因的妇女进行或未进行预防性手术的肿瘤发病率。两组女性在年龄和口服避孕药史等潜在的卵巢癌危险因素方面具有可比性，而两组的卵巢癌/乳头状浆液性腹膜癌发生率相差 10 倍左右（未手术组发生率高）。明显的差异、合理的结果以及因果关联的确定性（无其他非因果性质的理由可解释这一组间差异）充分提示，预防性输卵管卵巢切除术能显著降低 BRCA1 或 BRCA2 突变基因携带者的卵巢癌/乳头状浆液性腹膜癌发生风险。

通常，在不同治疗组间进行预后差异比较时，有一些预后影响因素在组间存在天然的差异而无法进行控制，但为了提高可比性，一些研究者还是会尽可能对其他重要的预后影响因素进行匹配或调整（即前文所述的第二个条件）。

案例：为了评估利多卡因预防急性心肌梗死所致死亡的效果，研究者对因心肌梗死住院患者的结局进行了监测（Horwitz and Feinstein，1981）。在比较患者的生存情况时，研究者注意到部分患者伴有室性心动过速或其他室性异位活动，必须使用利多卡因治疗。因为这些异常与预后不良显著相关，把这些患者纳入分析将使结果发生严重偏倚，极易得出利多卡因有害的结论。因此，他们决定在分析阶段将室性心动过速或其他室性异位活动患者排除，此外还根据年龄、性别、种族和住院日期等死亡风险因素对两组进行了匹配。

案例：Psaty等（1991）研究了各种高血压治疗药物对于降低心肌梗死发病率的效果。由于研究不是随机的，而且β受体阻滞剂这种降压药可同时用于治疗冠心病，所以结果可能会存在"指示混杂"。因此，在比较病例在心脏病发作前几个星期和对照在相应时间段内的降压药服用情况时，他们进行了如下设计：(a) 在分析时排除有冠心病史患者；(b) 由于发病前一个月的心绞痛样症状被认为与心肌梗死有关，因此在一个月内才开始服用降压药的患者也被排除。

案例：在肺炎球菌性肺炎疫苗免疫效果评价研究的设计阶段，疾病预防与控制中心的研究者们认识到，疫苗接种者（如年老者或免疫失调者）比非接种者更容易感染肺炎球菌性肺炎，因此简单比较两者疾病发生率很可能会严重低估疫苗效果（开展针对该问题的随机试验不仅难度大而且成本很高，研究对象的招募、新发肺炎的随访和疾病发生率低等种种困难让科学家们望而却步）。为了解决这一问题，研究者（Broome et al.，1980）利用了肺炎球菌性肺炎有多种类型而研发的疫苗只针对其中少数几种这一事实，将肺炎患者分为疫苗针对的肺炎患者和其他类型肺炎患者。由于两组在感染肺炎风险方面不存在明显差异，通过比较两者的疫苗接种史就能有效评估疫苗效果。

案例：对于要接受冠状动脉搭桥手术的患者，若涉及前降支，通常需要接受静脉移植或乳内动脉移植。为了评估两种移植方法的长期影响，研究者比较了20世纪70年代的3625名静脉移植者和2306名乳内动脉移植者的生存情况（Loop et al.，1986）。静脉移植者的多支血管病变和左心室功能受损发生率仅稍高于另一组，但在校正基线特征差异后，他们比动脉移植者的术后10年死亡率高61%（95%置信区间为41%～85%）。该研究的如下要素均保证了动脉移植效果优于静脉移植效果这一结论的可靠性：

1. 在20世纪70年代，选择动脉移植还是静脉移植主要取决于手术医生而非患者预后。
2. 研究者测量了重要的术前生存预测指标，如左心室功能；校正两组术前生存预测指标间存在的微小差异后，仍能观察到两者生存率的显著差异。
3. 在10年随访过程中，两组生存率差异逐渐增大。一般来说，如果组间存在固有的严重影响生存的未知差异，术后可能会很快出现生存优劣的差异，且两者的远期生存曲线趋近平行。

组间比较

有时为了增加组间可比性，研究者试图对近期接受某种特定治疗的患者与过去曾接受不同治疗的患者的疗效进行比较。从表面上看，这种方法较容易对病例的很多特征进行匹配，例如病程等，使两组间的可比性比同一时期接受不同治疗患者之间的可比性更高。然而，对不同时期两组患者治疗效果进行比较，除非差异十分明显，否则很难对结果进行合理解释。这是因为不同时期的患者会由于时间变迁产生诸多差异，而这些差异本身对结局影响就很大。例如，在前列腺癌治疗的7年随机对照试验中，研究者发现最后几年招收入安慰剂组的患者年死亡率低于头几年招入该组的患者（Veterans Administration Cooperative Urological Research Group，1967）。可以想象，如果这不是随机对照试验，且在研究中不是使用安慰剂而是使用某种治疗方法，那么将会观察到与该疗法相关的虚假功效。

即使我们对研究对象的特征进行测量和调整（见问题5.3），随着时间的推移，病历或疾病评价方法也会发生变化，某些重要特征（比如疾病严重程度）的前后测量结果仍可能不具有可比性。

最后，在某些特殊情况下，患者可能同时接受多种治疗，而随着时间改变，这些治疗方案同样也会改变。所以，即使两组患者预后存在差异，我们也很难将其归因于某一特定治疗方法。

但是，如果不同治疗的间隔时间短，组间疗效差异又显著，那么该类结果还是值得重视的。例如，325名Rh（D）阴性妇女在初次妊娠末期注射了两次剂量为100μg的抗D免疫球蛋白，若婴儿为Rh（D）阳性，则在分娩时再注射一次100μg抗D免疫球蛋白。当这325名妇女再次妊娠且胎儿为Rh（D）阳性时，只有2人产生了抗D抗体（Tovey et al., 1983）。按常规，该地区只在分娩时给Rh（D）阴性孕妇注射抗D免疫球蛋白。根据该地区前两年的经验，如果上述325名妇女使用这种常规预防性注射，预计会有18人产生抗D抗体（说明分娩时一次注射效果较差）。因为该产前预防性注射方案并不会引起其他方面的混杂效应，所以多次注射的效果毋庸置疑。

有时经过药物治疗后，个别患者会迅速产生明显疗效。如果根据该患者或其他人的经验确信病情改善和该药物的使用直接相关，那么即使随后仅在一部分患者中观察到相似情况，也可以充分提示这种疗效是真实的。例如，注射抗组胺类药物后药源性过敏症状被迅速改善，而其改善程度在不经治疗的情况下是不可能产生的，这就能充分说明该药物的有效性。

然而我们必须谨记，除非患者迅速产生明显的治疗反应，否则就需要对非随机研究结果持谨慎态度（Weiss and Heckbert, 1988）。人们接受某种治疗通常都是有原因的，如慢性疾病急性发作或新发症状的起始阶段等，但我们也应该认识到，有时即便不给予任何治疗，这些症状也可能会迅速好转。

案例：研究者对心室过早去极化（ventricular premature depolarization, VPD）多于每小时40次且病情稳定的患者进行了随访，在随访期间不给予抗心律失常治疗（Pratt et al., 1985）。1～2年后复查，这些患者的VPD发生频率都低于基线的50%。几乎可以肯定地说，最终每个患者的VPD频率都会向正常的较低值回归。如果在随访期间给予一种无效治疗，那么比较治疗前后的VPD频率时就会得出该治疗具有抗心律失常作用的错误结论。

案例：为了评价肺炎球菌疫苗的效果，研究者对比了疫苗接种者接种后一年和前一年的肺炎发生率，发现接种后肺炎（所有类型）发生率比前一年低69%（Gable et al., 1990）。但是，对于评价肺炎球菌疫苗效果，该类数据没有任何说服力，因为很多研究对象是在上一年发生肺炎后才接种疫苗的，即疫苗接种是肺炎的间接结果。例如，年老患者可因肺炎住院，而住院常促进疫苗接种。这种选择性接种导致接种者中的接种前肺炎发生率非常高。因此，即使疫苗完全无效，疫苗接种后肺炎发生率也会相对较低。

组间可比性

无论是比较同一时期还是不同时期的不同治疗方法，在可能的情况下，都应该尽量提高组间可比性。策略之一是确定一个合适的治疗起始点（例如病程中一个固定时间点）和一个合适的疗效观察点（例如治疗足以产生疗效的某个时间）。然后根据治疗方案划分组别（如果可行，还可包括一个无治疗组），比较各组的病程进展或并发症发生情况。在监测治疗效果时，即使患者在该时间段内改变了治疗方案，也要保留在原有分组中。例如：在一项评价冠状动脉搭桥手术效果的非随机研究中，研究者选择所有首次进行冠状动脉造影的患者作为研究对象。其中部分患者在造影后一段时间内进行了手术，其余的未接受搭桥手术。心脏疾病死亡率的计算起始于手术组决定手术的时间点。要注意的是，在研究分析阶段，应忽略对照组中之后接受搭桥手术的患者，即这些患者仍保留在非手术组。因为这些后来手术者预后可能相对较差（单纯药物治疗无效），如果把他们纳入原先的手术治疗组，将会错误地降低手术治疗功效。

案例： 在比较利多卡因治疗组和非治疗组患者的病死率时，研究者（Horwitz and Feinstein，1981）认为，如果将入院后未来得及给予利多卡因治疗就死亡的患者纳入分析，将使结果发生严重偏倚，得出利多卡因治疗有效的结论。因此，分析时需排除在收入冠心病监护病房前已死亡的患者。

案例： 在一项研究中，研究对象是急性淋巴细胞白血病复发经过化疗后处于缓解期的儿童，Boulad 等（1999）希望比较研究对象中接受骨髓移植者和非移植者（没有找到相同 HLA 配型的骨髓捐赠者）的生存情况。他们认识到，移植只能在化疗后 3 个月进行，且只有无病儿童才能接受移植手术。为了增加研究有效性，纳入分析的非移植者应该局限于那些首次复发治疗后 3 个月仍存活且无复发的儿童。

切记：谨慎解读结果

如前所述，要保证非随机研究结果的可靠性，就需要在疗效研究的设计和分析阶段尽量降低混杂因素的组间分布差异或其影响。实际上，制订控制组间差异的策略相对容易，而准确判断在特定情况下上述差异是否存在反而是更加困难的一件事。只有当随机试验与非随机研究结果一致时，才可以"确信"后者组间混杂因子的差异所造成的影响的确很小，而这时由于有了随机试验结果，非随机研究的结果又往往不再重要了。

在实践中确实存在非随机研究和随机对照试验结果相似的情况。例如，治疗儿童复发性咽喉感染的扁桃体切除术与咽喉感染再发生率下降相关，随机试验和由家长决定是否手术的非随机研究都观察到了这一相关性且关联强度相近（Paradise et al.，1984）。Benson 和 Hartz（2000）以及 Concato 等（2000）也提供了大量随机和非随机研究结果相一致的例子。然而必须认识到，无论怎样提高各治疗组间的可比性，非随机研究评价疗效的能力也是有限的。

案例： Sacks 等（1982）总结了 6 项评价抗凝剂减少急性心肌梗死所致早亡事件的非随机研究，发现抗凝剂治疗组和对照组的死亡率分别为

18.0%和35.1%，前者比后者低17.1%。其中4项研究测量了以下部分或所有预后影响因素的信息：年龄、性别、梗死部位、梗死严重程度、梗死既往史和其他疾病既往史。校正这些因素后，治疗组与非抗凝剂治疗组死亡率之差降为11.0%。但是，综合10项平行随机对照试验数据，仅得到3.9%的差异（抗凝剂治疗组的死亡率仍较低）。由此可见，通过校正预后影响因素，可能减少但不能完全消除混杂因素对非随机研究结果的影响。

大量事实证明，在努力控制各种可测量的预后相关因素后，组间仍可能存在一些难以确定和测量的显著差异，而这些混杂可能会扭曲治疗的真实效果。Mossey和Shapiro（1982）随机抽取了一个老年人群样本，并计算了每一个研究对象的"客观"健康状况指数。这个指数是基于健康状况（根据严重程度加权）以及该状况与过去一年医疗服务需求的相关程度计算得到的。同时，这些研究对象回答了以下问题："依据您的年龄，您觉得您的健康状况大概为很好、好、一般还是差？"之后研究者对这组老年人的生存情况进行了长达7年的随访监测。即便研究人员对"客观"健康状况指标进行了控制，那些回答"差"的老年人的死亡率比回答"很好"的还要高2倍。这提示我们：虽然研究者尽了很大努力，但是很多时候并不能测量或控制某些与治疗效果密切相关的影响因素。因此，在这些因素未知的情况下，非随机分组后的不同组在预后方面可能存在较大差异。

非随机研究结果与其他知识证据相结合

目前，在人群中开展的、研究危险因素和疾病相关性的随机对照试验比较少见，因为用随机对照试验研究病因远不如研究疗效可行。因此，研究病因的流行病学家们往往更善于解决"非随机研究证据和因果关联"方面的问题。那么流行病学家在解读有关病因的非随机研究结果时的哪些经验对于评判非随机研究的药物疗效而言具有借鉴意义呢？除了上面强调的两点外（即组间结局差异很大和混杂因素差异很小），流行病学家们还关注这种因果关系的合理性，即这种关系是否与已知的知识相符。当然，这种方法会引入不少主观成分，同时会造成对一些病因学结论的争议，例如关于营养因素对心血管病和肿瘤发病率影响的争论。尽管有时这种"生物学合理性"的标准应用起来难度较大，但其重要性却不容忽视。

因为大多数治疗方案的建立和采用都是有相应理由的（如药理学、生理学、营养学等方面的原因），所以相对于病因学问题，治疗相关问题对既往知识的依赖程度则显得相对较低。但是，非随机研究结果可能提示某种治疗方案只对特定疾病类型有效，即它对不同类型患者的影响程度不同。在这种情况下，治疗功效结论越符合既往认知，我们就越能据其做出可靠的疗效推断（Weiss，1981；Weiss，2002）。

案例：Silverstein 等（1999）对 469 名在 1972—1998 年间接受保乳导管原位癌切除术的妇女进行了随访，监测其术后导管原位癌复发率。这些病例术后是否放疗主要取决于患者本身的选择。校正肿瘤大小和级别等预后影响因素后，对于肿瘤切缘非癌组织小于 1mm 的妇女，放疗使其同侧复发率降低 60%。该结果与相关随机对照试验结果一致（Fisher et al.，2001），但后者并没有分析非癌切缘宽度。然而，在非随机研究中非癌组织切缘为 10mm 以上的妇女复发率很低（8 年复发率为 3%～4%），且放疗组和非放疗组复发率几乎相同。

以下两点证据支持"术后放疗对非癌切缘较宽妇女无效"的结论：
1. 结果的特异性：只在切缘较窄妇女中观察到阳性结果，这也恰好符合随机对照试验结果。
2. 放疗效果仅局限于那些肿瘤切除术后可能有癌组织残留的妇女，这具有一定的合理性。

切缘为 10mm 以上妇女的肿瘤复发率极低，所有 133 个妇女中只有 3 个复发（Silverstein et al.，1999），所以尚不能得出"放疗无效"的结论。但可以认为由于这些妇女潜在复发风险较低，放疗可能带来的绝对效益不会很大。

案例：前文所述的评估心肌梗死后使用利多卡因对死亡影响的研究中（Horwitz and Feinstein，1981），研究人员在预先不知道患者是否使用利多卡因的情况下，将研究对象的死亡分成心律失常致死和其他原因死亡两类。与对照组相比，利多卡因治疗组室性心律失常死亡率下降了3倍，而其他死因死亡率几乎无差异。利多卡因治疗室性心律失常有效是已经明确的，因此它能降低心律失常死亡率很符合逻辑。由此可以推测，利多卡因在这里的效果不太可能是源于选择性地应用于死亡风险较低的患者中。

与随机试验结果相结合

当非随机研究结果可以和随机试验结果相结合时，会使非随机研究的结果更可靠。那么在什么情况下，可以将非随机研究的结果与随机试验结果进行整合呢？第一种情况，出于对经济和时间的考虑（如第4章所述），随机试验的结局指标通常不是人们最感兴趣的终点结局，而是更常见的"替代指标"（期间结局）。如果随机试验提示该治疗方案对期间结局指标有效，并且替代指标处在治疗方案和终点结局的因果链上，那么提示该治疗对终点结局有效的非随机研究结果会更令人信服。

案例：绝经后髋部和前臂骨折的病例对照研究发现，使用非避孕性雌激素可以降低骨折发生风险，但这种作用仅限于那些长期（几年）且连续服用的妇女（Weiss et al.，1980；Paganini-Hill et al.，1981；Cauley et al.，1995）。骨密度研究结果显示，接受雌激素治疗的妇女与对照妇女的骨密度差异随着激素使用年限延长而增加（Lindsay et al.，1976），但当停止服药几年后，这种差异会慢慢减小甚至消失（Lindsay et al.，1978）。病例对照研究在整体治疗效果的评估、使用期限和近期使用情况等方面的结果都与既往的认知相符。因此，即使没有开展大规模随机对照试验，也可以充分肯定非避孕性雌激素在降低骨折发生率方面的作用。最终，随机对照试验也的确证实了使用雌激素与降低骨折风险之间的相关性（Writing Group for the Women's Health Initiative Investigators，2002）。

第二种情况，随机对照试验通常仅限于某种特殊类型患者，这些患者具有特定疾病特征（比如严重程度）或人口学特征（比如年龄）。而针对同一问题的非随机研究，因为纳入了随机对照试验中不包含的患者，因此可有助于将随机试验的结果从一类人群推论到另一类人群。

案例：在小于65岁的人群中开展的冠状动脉搭桥术随机对照试验提示，虽然手术确实改善了某些患者的生存情况，但对低危人群［根据症状、体征、心电图和造影结果判断（Braunwald，1983）］却并无此作用。另一项非随机对照随访研究纳入了大于65岁且属于低危人群的冠状动脉疾病患者，结果显示接受搭桥手术的病例组患者和仅接受药物治疗的对照组患者死亡率相同（Gersh et al.，1985）。这些数据与随机对照试验结果一致，提示：(a) 不应在老年和低危心脏病患者中开展搭桥手术；(b) 不应在此类患者中开展搭桥手术的随机对照试验。非随机研究结果可以将随机试验结果推论至更大的年龄范围。

案例：一项随机对照试验提示，非心脏手术前后短期内使用β受体阻滞剂能降低心脏病死亡风险（Mangano，1996），原因可能是该药物可防止交感神经功能亢进。Ferguson等（2002）分析了北美洲629 877名在1996—1999年间接受心脏冠状动脉搭桥手术治疗的患者信息，研究上述疗效是否也存在于冠状动脉搭桥术患者中。他们发现，所有患者中约55%在术前接受了β受体阻滞剂治疗，通过校正治疗组和对照组间基本特征的差异（如糖尿病史和充血性心力衰竭史），治疗组术后30天死亡率（全死因）下降了6%（95%置信区间：3%～9%）。虽然这一微小差异不一定为真实疗效（Ferguson等建议开展随机试验），但以下两点增加了该差异的真实性：(a) 试验样本量大且结果置信区间窄；(b) 其他类型手术的随机试验结果也提示β受体阻滞剂在降低死亡率方面有效。

第三种情况，如果非随机研究结果提示使用一定剂量的某种药物是有效的，而且随机对照试验证明相同药物在另一剂量下有效,那么我们就应该重视这一非随机研究结果。

案例:随机试验证实心肌梗死患者长期服用 β 受体阻滞剂可提高其生存率(Yusuf et al., 1985),但试验只局限于 160mg 普萘洛尔、200mg 美托洛尔或 100mg 阿替洛尔。这些药通常会有副作用,所以多数患者只服用了较小剂量。Barron 等(1998)确定了 1990—1992 年间从加利福尼亚 Kaiser Permanente 医院出院的 1050 名心肌梗死病例,记录其使用 β 受体阻滞剂(如果使用了)的类型和剂量,并监测其死亡情况。整个队列的随访于 1993 年底结束,在 β 受体阻滞剂使用组(396 人)中,有 50% 的患者服用剂量少于随机试验证明有效剂量的一半。校正基本人口学特征、心脏病严重程度和并发症严重程度后,治疗组患者的心脏病死因别死亡率仅为对照组的 1/3(95% 置信区间为 0.14 ~ 0.76)。β 受体阻滞剂高剂量组死亡率的降低幅度并不大(相对于对照组死亡相对危险度为 0.82,95% 置信区间为 0.44 ~ 1.51)。虽然研究并没有评估依从性,但可以设想高剂量疗法的依从性可能较差。尽管目前尚缺乏评估心肌梗死后长期使用高剂量和低剂量 β 受体阻滞剂的随机试验,但因为(a)高剂量随机试验结果为阳性,(b)对混杂控制良好的非随机研究中低剂量疗法与改善生存间关联很强,所以可认为"低剂量疗法确实有效"的结论具有一定合理性。

基于非随机研究结果的治疗策略选择

如果一种治疗方案未经随机试验评估,但已有一项或多项关于该疗效的非随机研究结果,那么医疗卫生部门针对不同研究结果大致可以采取三种策略:

1. 非随机研究结果提示某治疗没有或者只有很小的效果,同时研究也不存在导致结果趋向无效的严重偏倚。策略:不应该采纳该治疗方案。
2. 非随机研究结果提示某治疗有很强的功效,且远远大于任何已知的副作用；疗效显著，远超过偏倚可能导致的组间差异。策略：该治疗方案可以被投入使用或被继续使用。在这种情况下，如果还不采纳这一治疗方案而继续等待开展评价该治疗功效的随机试验将是不符合伦理学要求的。

3. 非随机研究结果提示某治疗可能有一定功效，但不能排除偏倚导致组间差异的可能性。如果确实存在疗效，它将大于任何已知的副作用。策略：如果没有其他更有效的治疗，该治疗方案可以临时被投入使用或继续被使用，直到有随机对照试验数据或更确定的非随机研究结果出现。

有时，我们可以在上述三种策略之中做出明确选择。例如，基于前述非随机研究结果，骨髓移植对于急性淋巴细胞白血病的治疗功效，或 Rh（D）阴性孕妇在产前使用抗 D 免疫球蛋白对于产生抗 D 抗体的预防作用是很明确的。大多数人都会肯定这些治疗的有效性，认为无须再开展随机试验。相反，如果要确定某新型降压药的长期疗效，大多数人都会认为仅凭一项非随机研究结果是不够的，应该开展相应的随机试验。

然而，多数情况下，选择合适的策略并不容易。根据非随机研究数据，一种治疗方案具有一定的效果，但我们又难以确定其疗效是否"远超过偏倚可能导致的组间差异"。对这些研究结果的衡量评估就具有一定的主观性了：基于相同证据，有的人很确定治疗是有效的，而其他人却可能不以为然。我个人意见是"只有当非随机研究结果充分提示有显著疗效时，才不需要开展平行的随机对照试验"。太多的案例已经告诉我们，如果没有随机对照试验数据，我们就有可能误入歧途。诚然，如果开展一项随机对照试验"仅是"为了确认先前非随机研究的结果，那么未接受该治疗的对照组患者就不能受益；但如果某种治疗在非随机研究中提示阳性结论但实际上无效，而又不进行随机试验评价，那么大量患者就将接受毫无意义的治疗。实际上，无效的治疗方案还很可能是有害的。在没有随机对照试验确定其有害性时，大量患者也将受到伤害。

案例：在 20 世纪 60 年代，美国人尝试用雌激素、右旋甲状腺素、氯贝丁酯和烟碱酸等药物来降低心肌梗死患者的梗死复发率。支持这些药物有效的证据几乎全部来源于非随机研究。一些研究者认为这种证据不够明确，于是发起了一个大型的随机对照试验，即冠心病药物治疗方案（the Coronary Drug Projects），以彻底评价这些药物是否真能降低心肌梗死复发率。

研究结果令人大失所望，与安慰剂相比，氯贝丁酯治疗组冠心病死亡率并没有降低，且雌激素或右旋甲状腺素治疗组死亡率反而升高了（Coronary Drug Project Research Group，1970，1972，1973，1975）。这些结果发表后，上述药物在美国心肌梗死末期患者中的使用率直线下降（Friedman et al.，1983）。

非随机研究设计类型的选择

如果想要评估某种治疗方法的效果，但又不能开展随机对照试验，你会采用哪种非随机研究设计呢？是队列研究还是病例对照研究？哪种更好？直觉告诉我们是队列研究，即监测和比较不同治疗组患者的疾病进展情况和并发症发生率。然而，如果（a）在随访时间内可能只有少数终点结局事件发生，（b）测定终点结局需要收集每个研究对象的大量信息，（c）采用该治疗的患者并不罕见，那么开展病例对照研究会更加经济。确定采用病例对照研究设计后，接着就要确定发生了终点结局的病例以及相应的对照（未发生终点结局），再收集所有研究对象的治疗史以及已知可能影响终点结局的相关因素信息。病例相对于对照采用某治疗的频率越低，说明该治疗越有效（详见第6章病例对照研究分析和病因推断）。

案例：一项病例对照研究比较了多种抗高血压药物治疗效果（Psaty et al.，1995）。病例和对照均为预付型医疗保险计划成员中的高血压患者，其中病例为首次诊断心肌梗死者。研究者通过查阅医疗和药房记录，确定其治疗方案和可能的心肌梗死危险因素。为了选择年龄和性别相匹配的对照，研究者以同样方法查阅了未发生心肌梗死的高血压患者病历。在排除有既往心脏病史的研究对象前后，研究者分两次比较了病例组和对照组抗高血压药物使用情况（包括类型和剂量）。研究者之所以选择病例对照设计，是因为心肌梗死这一终点结局在研究期间属于罕见事件，且从病历中抽取所需数据要花费大量时间，回顾性的病例对照研究将节约大量的时间。

问题

5.1. 在 20 世纪 70 年代中期，有不少英国医生因对百日咳疫苗的安全性有所顾虑，开始使用白喉/破伤风疫苗（DT 疫苗）以替代经典的白喉/百日咳/破伤风疫苗组合（DPT 疫苗）。研究者收集了从 1978 年 1 月至 1980 年 6 月共 21 个英国健康社区的所有百日咳病例，并用接种疫苗类型函数计算百日咳发病率（Pollock et al., 1982）。结果如下：250 163 名 DPT 疫苗接种者中有 2261 名儿童患百日咳，187 595 名 DT 疫苗接种者中有 9515 名儿童患百日咳。

a. 在随访的 2.5 年期间，DPT 疫苗接种组儿童的百日咳发病率是多少？DT 组发病率是多少？

b. 两组结果的差异是否来自于两组研究对象自身的差异？

5.2. 以下摘自 20 世纪 90 年代中期一个著名杂志（经过删减和改动）：

目的：研究产科医疗服务质量与分娩期或新生儿期婴儿死亡之间的关系。

研究设计：病例对照研究。

研究对象：60 名分娩期或新生儿期死婴，这些婴儿全部为单胎妊娠儿且无先天性异常。根据出生地点和时间，进行 1∶2 病例对照匹配。

主要结局变量：在不知道病例对照分组状态的情况下查找医疗记录，确定研究对象的产前不良预后影响因素和分娩期产科医疗服务质量情况（使用既定标准）。

结果：病例组中产科医护人员对严重胎儿窘迫征象抢救失败的情况（50%）比对照组（6.9%）更为常见。校正先兆子痫、羊水过多或过少、不良生育史等产前不良预后影响后，二者仍存在关联。

结论： 分娩期产科医疗服务质量不佳和婴儿死亡相关。

有人担心结论部分所述的关联并不是因果性质的关联，为什么？为了减少这种可能性，你会如何设计这个病例对照研究？

5.3. 假设你是一家大型医学中心的妇科医生，你想比较你所在中心 1965—1975 年和 1985—1995 年两个时期卵巢癌患者的生存情况。这两个时期的卵巢癌治疗方案发生了很大变化，在 1985—1995 年间，放疗和化疗被广泛应用。至于诊断方法，两个时期比较类似，但通过手术来确定卵巢癌是否扩散在后 10 年更为常用。

考虑到组织学类型和生存有关，你将研究局限于浆液性囊腺癌患者中。这些患者的生存数据如下表所示（虚构数据）：

在医学中心首次治疗时肿瘤分期	1965—1975 年			1985—1995 年		
	样本量	5年生存者人数	5年生存率（%）	样本量	5年生存者人数	5年生存率（%）
Ⅰ（局限于卵巢）	30	18	60	20	14	70
Ⅱ（扩散到盆腔组织）	50	20	40	40	20	50
Ⅲ、Ⅳ（累及盆腔以外组织）	20	0	0	40	4	10

在 1965—1975 年间，100 例妇女中有 38 例存活了 5 年以上（其中 18 例为Ⅰ期患者，20 例为Ⅱ期患者）。在 1985—1995 年间，100 例妇女也有 38 例存活了 5 年以上（其中Ⅰ、Ⅱ和Ⅲ期患者分别为 14、20 和 4 例）。但是，校正肿瘤分期后（即通过处理使两时期患者的肿瘤分期分布相同），结果有所变化。如果 1965—1975 年间病例的肿瘤分期分布与 1985—1995 年相同，那么后者的 5 年期望生存情况则变为：

Ⅰ期	60% × 20 = 12
Ⅱ期	40% × 40 = 16
Ⅲ期	0% × 40 = 0
总计	28

可见，校正肿瘤分期后的结果提示，1985—1995 年间每治疗 100 例卵巢癌患者，就会比前一时期多出 10 例（38-28）5 年生存者。

a. 为什么两个时期 5 年生存情况的差异取决于是否进行了校正？

b. 哪个结果更能准确反映两个时期浆液性囊腺癌患者的生存差异，校正的还是非校正的？

5.4. 睾丸未降可使男性睾丸癌发生风险增加 5～10 倍。青春期前通过手术纠正隐睾会降低睾丸退行性改变的发生率，所以这种纠正可能在一定程度上可以预防睾丸癌。

虽然睾丸癌是年轻成年男性最常见的恶性肿瘤之一，但在 20～40 岁男性中其发病率仅为 1/10 000 人年，且年老者发病率更低。

a. 至今学界还未开展过评价在不同年龄（如＜5 岁或＞5 岁）纠正隐睾以降低睾丸癌发病率的随机对照试验，以后也几乎不可能开展。为什么？

b. 哪种非随机研究最适于解决这个问题？具体地说，应该有哪些比较组？

c. 鉴于混杂因素可能引起偏倚，这样的非随机研究可信程度如何？

5.5. 利用美国终末期肾病监测网络数据，Krakauer 等（1983）尝试比较肾移植和透析对生存的相对影响。他们监测了透析患者从透析开始到随访结束或直到接受肾移植时的死亡率和移植患者从移植开始到随访结束的死亡率，对于后者，如果移植物被排斥，则在排斥后 90 天停止随访。

这种比较方法会歪曲肾移植和透析对终末期肾病患者生存影响的真实差异。为什么？如何比较死亡率才能去除这种影响？

5.6. 1994 年，一项随机对照试验研究结果显示，在产前、分娩期和新生儿期使用齐多夫定（zidovudine，AZT）可以使 HIV 母婴传播风险从 25.5% 降为 8.3%。在 1995—1997 年间，AZT 是纽约州 HIV 阳性孕妇的推荐用药。然而，由于缺乏产前监护或母亲自己的选择等原因，大多数人使用了 AZT 简易疗法。以下表格总结了一项评估 AZT 预防时间与 HIV 阳性孕妇所生子女 HIV 感染情况之间相关性的研究结果（Wade et al.，1998）。

开始使用 AZT 的时间	婴儿数	HIV 阳性者	相对危险度（95% 置信区间）
产前	423	26	0.23（0.16～0.34）
分娩期	50	5	0.38（0.18～0.81）
产后 48 小时	86	8	0.35（0.19～0.65）
产后 3 天以上（直到 42 天）	38	7	0.69（0.35～1.36）
没有使用 AZT	237	63	1.0（参考组）

表中所示的相对危险度在校正种族、性别和出生体重后只发生轻微变化。基于这些结果，作者得出以下结论："我们应该找出那些妊娠期间应该但没有使用 AZT 的妇女，以便她们在分娩期接受 AZT 治疗，并且其所生子女也可以在出生后很快接受 AZT 治疗"。

然而，针对 Wade 等研究的评论文章提醒读者："类似这样的回顾性观察性研究结果一定不可避免地存在着不确定性。比如，2 年调查期间 HIV 阳性孕妇产科治疗和护理的迅速变化可能会导致相应的偏倚。"

a. 这种数据来源必定会存在哪两种偏倚？
b. 你认为该研究中这两种偏倚严重吗？
c. 如果可以回复评论，作者应该如何解决评论中提及的顾虑？

5.7. 本题目基于如下题为"阿司匹林对冠状动脉搭桥术后死亡率的影响"的论文摘要（略有删节）（Magano et al.，2002）：

背景：血小板活化是冠状动脉粥样硬化损伤的重要机制，我们拟评价早期阿司匹林治疗是否可以改善冠状动脉搭桥术后生存率。

方法：在17个国家的70个中心，前瞻性地随访5065例冠状动脉搭桥术后患者，其中5022例在术后48小时内仍存活。本研究主要目的是评估早期使用阿司匹林与致命和非致命结局之间的关联。

结果：在血运重建后48小时内服用阿司匹林（小于650mg）者的术后48小时后死亡率为1.3%（40/2999），对应时间内未使用阿司匹林患者的死亡率为4.0%（81/2023，$P<0.001$）。阿司匹林可降低多种疾病的发生率，心肌梗死降低48%（2.8% vs. 5.4%，$P<0.001$），卒中降低50%（1.3% vs. 2.6%，$P=0.01$），肾衰竭降低74%（0.9% vs. 3.4%，$P<0.001$）以及肠梗死降低62%（0.3% vs. 0.8%，$P=0.01$）。

结论：冠状动脉搭桥术后早期使用阿司匹林是安全的，能降低心脏、脑、肾和胃肠道等器官的缺血性并发症风险并能降低死亡率。

校正其他结局相关特征后，仍存在上述保护性关联。

杂志在该文章的评论中写道，"这篇报告可能低估了早期使用阿司匹林的效益，因为冠状动脉搭桥术后48小时内发生的死亡并没有被纳入分析"。术后48小时内未使用阿司匹林的2064例患者中有41例死亡，而3001例阿司匹林使用者中仅2例死亡。

使用阿司匹林患者术后48小时内的死亡风险仅为未使用者的3%[(2/3001)/(41/2064)]，这个相对危险度要远低于从术后48小时后开始计算的相对危险度。然而在分析中，作者恰当地忽略了术后48小时内发生的死亡。你认为他们这样做的依据是什么？

答案

5.1. a. DPT疫苗接种组儿童百日咳发病率是2261/250 163=903.8/100 000人年；DT组为9515/187 595=5072.1/100 000人年。

b. 两组儿童百日咳发病率相差 5 倍以上。为了判断这种差异是由其他原因引起的，还是疫苗本身真实效果所致，就需要考虑其他可能影响百日咳发病的因素及其导致两组差异的程度。"宿主"因素似乎对百日咳发生并无重要影响，绝大多数暴露于该病原体的无免疫个体都会被感染。选择 DT 而不是 DPT 疫苗的原因，即医生和（或）家长对副作用的顾虑等，很难与儿童感染百日咳的潜在风险相关联。因此，根据这个非随机研究结果，可以暂时认为 DPT 组和 DT 组儿童百日咳发病率间的差异很大程度上归因于疫苗的真实预防效果。

5.2. 必须先有胎儿窘迫才会出现相应的抢救失败！即使校正产前不良预后的影响因素后，死婴出现窘迫的可能性也要远高于其他在相同时间和地点出生的婴儿。因此，即使抢救失败和生存无关，病例组的抢救失败频率也会比对照组高。

为了从病例对照研究中获得有效结论，应该同时将病例和对照局限于那些存在胎儿窘迫征象的婴儿中，校正窘迫严重程度后再比较两组分娩期的产科医疗服务质量。

5.3. a. 在校正前，两个时期 5 年生存率差异为 0，在校正肿瘤分期后差异变为 10/100。这是因为两个时期病例的肿瘤分期分布差异较大（1985—1995 年间患者肿瘤分期级别更高），且肿瘤分期与 5 年生存率存在强相关性。当通过校正使两个时期的肿瘤分期分布相同时，就可以突显出 1985—1995 年间比 1965—1975 年间 5 年期别（stage-specific）生存率高 10/100。

b. 如果两时期肿瘤分期分布差异是真实存在的，那么就有必要校正肿瘤分期。因为 1985—1995 年间重症病例所占比例较高（可能是因为病例转诊制度有所变化），不经校正就难以发现 5 年生存率改善的时间趋势。

但有没有可能肿瘤分期分布并没有改变，差异只源于两个时期使用了不同的肿瘤分期评价方法呢？是的。如果 1965—1975 年间也像 1985—1995 年间一样进行手术评估，那么之前很多被诊断为肿瘤 I 期者可能被正确地归为肿瘤 II～IV 期。剩余被"正确"诊断为肿瘤 I 期的妇女生存率将比原先包含错误归类病例的肿瘤Ⅰ期妇女高，因为总的来说前者预后会更好。

一旦被错误分期的肿瘤Ⅰ期妇女被正确地归入肿瘤Ⅰ~Ⅳ期后，那么肿瘤Ⅱ~Ⅳ期妇女的平均生存期将有何变化呢？因为包含了无明显肿瘤播散的病例，结果应该也会变好。总体上，这组患者比原先肿瘤Ⅱ~Ⅳ期妇女的生存状态好。

因此，即使两个时期治疗功效并没有改善，肿瘤分期评价方法的不同也可能导致期别生存率（以及校正分期后生存率）改变。因为无法判断肿瘤分期分布的改变是两个时期疾病严重程度分布的真实差异还是由肿瘤分期本身定义变化所致，所以暂时无法对治疗效果是否改善下定论。

5.4. a. 对于极罕见疾病（比如隐睾），如果要开展随机对照试验进行干预效果评估，需要招募成千上万的研究对象，而且要随访15年以上（即从5岁前开始随访，直到20岁以上），这是不现实的。

b. 鉴于睾丸癌是罕见疾病，病例对照研究最为可行。收集有隐睾史的睾丸癌病例和对照，并比较二者的既往睾丸固定手术史情况。

有隐睾史男性

睾丸固定手术	睾丸癌病例	对照（无睾丸癌）
无	a	d
是，>5岁	b	e
是，<5岁	c	f

如上表所示，如果 $f:d$ 大于 $c:a$，那么5岁前进行睾丸固定术是有效的。目前已有多项类似研究评估了睾丸固定术潜在的功效（Pottern et al.，1985；Strader et al.，1988）。

c. 这些结果是否可信取决于早期睾丸固定术的影响因素是否与睾丸癌发生风险相关。目前唯一已知的相关影响因素是未下降睾丸数目，双侧隐睾会大大增加睾丸癌发生风险。因此，如果对单侧隐睾和双侧隐睾进行分层分析，可有效避免这一明确的混杂偏倚。

5.5. 一旦进行移植，不管是否发生排斥，随访期间发生的所有死亡都需要被考虑。比如，发生移植排斥者的生存率可能比未发生排斥者低，而且排斥 90 天后前者的生存率仍比后者低。如果事实如此，即使透析和移植对生存的影响程度相同，按题中所述方法进行分析也将会得到透析组预后较差的结论（透析组中未排除那些与移植排斥者有相同高死亡风险的患者）。

5.6. a. (i) HIV 阳性孕妇及其婴儿接受简易疗法的比例相对于那些未接受 AZT 治疗者的比例在 2 年时间内必定发生了变化；(ii) 2 年间产科医护水平的改善也一定对生产过程中 HIV 的母婴传播产生了影响。

b. 如果是否接受 AZT 简易疗法取决于常规产前检查的起始时间或母亲的自主选择，那么接受简易疗法的妇女比例在研究期间不应该有很大变化。因此，即使 2 年内引入了有效预防 HIV 母婴传播的产科措施，也不应该导致严重的混杂偏倚。

c. 作者应该校正分娩日期。

5.7. 在冠状动脉搭桥术后患者中，本身预后较好者可能更倾向于在术后 48 小时内使用阿司匹林。实际上，部分患者可能在术中或术后很快死亡，因此未来得及服用阿司匹林。换言之，可能恰恰是死亡才导致了未使用阿司匹林。

参考文献

Barron HV, Viskin S, Lundstrom RJ, et al. B-Blocker dosages and mortality after myocardial infarction. *Arch Intern Med* 1998;158:449–453.

Boulad F, Steinherz P, Reyes B, et al. Allogeneic bone marrow transplantation versus chemotherapy for the treatment of childhood acute lymphoblastic leukemia in second remission: A single-institution study. *J Clin Oncol* 1999;17:197–207.

Benson K, Hartz AJ. A comparison of observational studies and randomized, controlled trials. *N Engl J Med* 2000;342:1878–1886.

Braunwald E. Effect of coronary-artery bypass grafting on survival. *N Engl J Med* 1983;309:1181–1184.

Broome CV, Facklamm RR, Fraser DW. Pneumococcal disease after pneumococcal vaccination. *N Engl J Med* 1980;303:549–552.

Cauley JA, Seeley DG, Ensrud K, et al. Estrogen replacement therapy and fractures in older women. *Ann Intern Med* 1995;122:9–16.

Concato J, Shah N, Horwitz RI. Randomized, controlled trials, observational studies, and the hierarchy of research designs. *N Engl J Med* 2000;342:1887–1892.

Coronary Drug Project Research Group. The Coronary Drug Project: Findings leading to further modification of its protocol. *JAMA* 1970;214:1303–1313.

Coronary Drug Project Research Group. The Coronary Drug Project: Findings leading to further modification of its protocol with respect to dexthrothyroxine. *JAMA* 1972;220:966–1008.

Coronary Drug Project Research Group. The Coronary Drug Project: Findings leading to discontinuation of the 2.5 mg/day estrogen group. *JAMA* 1973;226:652–657.

Coronary Drug Project Research Group. Clofibrate and niacin in coronary heart disease. *JAMA* 1975;231:360–381.

Ferguson TB, Coombs LP, Peterson E. Preoperative B-Blocker use and mortality and morbidity following CABG surgery in North America. *JAMA* 2002;287:2221–2227.

Fisher B, Land S, Mamounas E, et al. Prevention of invasive breast cancer in women with ductal carcinoma in situ: An update of the National Surgical Adjuvant Breast and Bowel Project experience. *Sem Oncol* 2001;28:400–418.

Friedman L, Wenger NK, Knatterrud GL. Impact of the coronary drug project findings on clinical practice. *Controlled Clin Trials* 1983;4:515–522.

Gable CB, Holzer SS, Engelhart L, et al. Pneumococcal vaccine: Efficacy and associated cost savings. *JAMA* 1990;264:2910–2915.

Gersh BJ, Kronmal RA, Schaff HV, et al. Comparison of coronary artery bypass surgery and medical therapy in patients 65 years of age or older. *N Engl J Med* 1985;313:217–224.

Horwitz RI, Feinstein AR. Improved observational method for studying therapeutic efficacy: Suggestive evidence that lidocaine prophylaxis prevents death in acute myocardial infarction. *JAMA* 1981;246:2455–2459.

Johnson FL, Thomas ED, Clark BS, et al. A comparison of marrow transplantation with chemotherapy for children with acute lymphoblastic leukemia in second or subsequent remission. *N Engl J Med* 1981;305—846—851.

Kauff ND, Satagopan JM, Robson ME, et al. Risk-reducing salpingo-oophorectomy in women with a *BRCA*1 or *BRCA*2 mutation. *N Engl J Med* 2002;346:1609–1615.

Krakauer H, Grauman JS, McMullan MR, et al. The recent U. S. experience in the treatment of end-stage renal disease by dialysis and transplantation. *N Engl J Med* 1983;308:1558–1563.

Lindsay R, Aitken JM, Anderson JB, et al. Long-term prevention of post-menopausal osteoporosis by estrogen: Evidence for an increased bone mass after delayed onset of estrogen treatment. *Lancet* 1976;1:1038–1040.

Lindsay R, MacLean A, Kraszewski A, et al. Bone response to termination of oestrogen treatment. *Lancet* 1978;1:1325–1327.

Loop FD, Lytle BW, Cosgrove DM, et al. Influence of the internal-mammary-artery graft on 10-year survival and other cardiac events. *N Engl J Med* 1986;314:1–6.

Mangano DT, for the Multicenter Study of Perioperative Ischemia Research Group. Aspirin and mortality from coronary bypass surgery. *N Engl J Med* 2002;347:1309–1317.

Mangano DT, Layug EL, Wallace A, et al. Effect of atenolol on mortality and cardiovascular morbidity after noncardiac surgery. *N Engl J Med* 1996;335:1713–1720.

Monson RR, MacMahon B, Austin JH. Postoperative irradiation in carcinoma of the endometrium. *Cancer* 1973;31:630–632.

Mossey JM, Shapiro E. Self-rated health; A predictor of mortality among the elderly. *Am J Public Health* 1982;72:800–808.

Naumann RW. The role of radiation therapy in early endometrial cancer. *Curr Opin Obstet Gynecol* 2002;14:75–79.

Paganini-Hill A, Ross RK, Gerkins VR, et al. Menopausal estrogen therapy and hip fractures. *Ann Intern Med* 1981;95:28–31.

Paradise JL, Bluestone CD, Bachman RZ, et al. Efficacy of tonsillectomy for recurrent throat infection in severely affected children. *N Engl J Med* 1984;301:674–683.

Pocock SJ, Elbourne DR. Randomized trials or observational tribulations? *N Engl J Med* 2000;342:1907–1909.

Pollock TM, Miller F, Lobb J, et al. Efficacy of pertussis vaccination in England. *Br Med J* 1982;285:357–359.

Pottern LM, Brown LM, Hoover RN, et al. Testicular cancer risk among young men: Role of cryptorchidism and inguinal hernia. *J Natl Cancer Institute* 1985;74:377–381.

Pratt CM, Delclos G, Wierman AM, et al. The changing base line of complex ventricular arrhythmias. *N Engl J Med* 1985;313:1444–1449.

Psaty BM, Heckbert SR, Koepsell TD, et al. The risk of myocardial infarction associated with antihypertensive drug therapies. *JAMA* 1995;274:620–625.

Psaty BM, Koepsell TD, Siscovick D, et al. An approach to several problems in using large databases for population-based case-control studies of the therapeutic efficacy and safety of anti-hypertensive medicines. *Stat Med* 1991;10:653–662.

Rebbeck TR, Lynch HT, Neuhausen SL, et al. Prophylactic oophorectomy in carriers of *BRCA1* or *BRCA2* mutations. *N Engl J Med* 2002;346:1616–1622.

Sacks H, Chalmers TC, Smith H. Randomized versus historical controls for clinical trials. *Am J Med* 1982;72:233–239.

Schimpf K, Brackmann HH, Kreuz W, et al. Absence of anti-human immunodeficiency virus types 1 and 2 seroconversion after the treatment of hemophilia A or V on Willebrand's disease with pasteurized factor VIII concentrate. *N Engl J Med* 1989;321:1148–1152.

Silverstein MJ, Lagios MD, Groshen S, et al. The influence of margin width on local control of ductal carcinoma in situ of the breast. *N Engl J Med* 1999;340:1455–1461.

Strader CH, Weiss NS, Daling JR, et al. Cryptorchism, orchiopexy, and the risk of testicular cancer. *Am J Epidemiol* 1988;127:1013–1018.

Tovey LAD, Townley A, Stevenson BJ, et al. The Yorkshire antenatal anti-D immunoglobulin trial in primigravadae. *Lancet* 1983;2:244–246.

Veterans Administration Cooperative Urological Research Group. Treatment and survival of patients with cancer of the prostate. *Surg Gynecol Obstet* 1967;124:1011–1017.

Vollmer WM, Wahl PW, Blagg CR. Survival with dialysis and transplantation in patients with end-stage renal disease. *N Engl J Med* 1983;308:1553–1558.

Wade NA, Birkhead GS, Warren BL, et al. Abbreviated regimens of Zidovudine prophylaxis and perinatal transmission of the human immunodeficiency virus. *N Engl J Med* 1998;339:1409–1414.

Weiss NS. Inferring causal relationships: Elaboration of the criterion of "dose-response." *Am J Epidemiol* 1981;113:487–490.

Weiss NS. Can the "specificity" of an association be rehabilitated as a basis for supporting a causal hypothesis? *Epidemiology* 2002;13:6–8

Weiss NS, Heckbert SR. Patients as their own controls in studies of therapeutic efficacy. *J Gen Intern Med* 1988;3:381–383.

Weiss NS, Ure CL, Ballard JH, et al. Decreased risk of fractures of the hip and lower forearm with postmenopausal use of estrogen. *N Engl J Med* 1980;303:1195–1198.

Writing Group for the Women's Health Initiative Investigators. Risks and benefits of estrogen plus progestin in healthy postmenopausal women: Principal results from the Women's Health Initiative randomized controlled trial. *JAMA* 2002;288:321–333.

Yusuf S, Peto R, Lewis J, et al. Beta blockade during and after myocardial infarction: An overview of the randomized trials. *Prog Cardiovasc Dis* 1985;27:335–71.

(刘芳芳 译)

6
治疗安全性评估

随机对照试验的作用

评价某项治疗是否有效主要依赖于随机对照试验结果，但不幸的是，我们无法将随机对照试验如法炮制地用于评估某项治疗措施的不良反应。尽管随机对照试验通常包括几十到几千例样本量，但对于一些比较罕见甚至不是在每项研究中都能被观察到的不良反应（这些不良反应主要与治疗的风险/收益比有关），即使它们真的发生了，并且在治疗组和非治疗组间确实存在差异，往往也会因为其发生频率太低而难以排除随机误差的干扰。

图 6.1 展示了某不良反应在治疗组与非治疗组间的累积发生频率差异与样本量的关系（假定两组样本量相同）。横坐标表示不良反应在治疗组与非治疗组间的发生频率差异，纵坐标表示能检测出差异时每组所需的样本量。由图可知，如果不良反应发生率在两组间只存在微小差别，除非招募到足够多的研究对象，否则几乎不可能准确地检测到它们之间存在的绝对差异。比如，某不良反应在治疗组的发生率为 1%，那么即使其在非治疗组的发生频率只有治疗组的十分之一（即 0.1%），每组也需要纳入大约 1000 例研究对象。在固定了两组不良反应发生频率绝对差异的前提下，不良反应在非治疗组中越常见，即二者发生频

率的相对差异越小（如图 6.1 中上方的折线），所需要的研究样本就越大。以下是一个具体例子：妇女中由子宫内己烯雌酚导致阴道腺癌的超额风险很低，有队列研究估计可能不到千分之一（Lanier et al.，1973），因此 Bibbo 等在研究子宫内己烯雌酚（DES）暴露与其女性后代阴道腺癌的发病关联时，即使随访了数百名己烯雌酚使用者的女儿也没得到阳性结果（Bibbo et al.，1977；Beral and Colwell，1981）。事实上，后续研究没有发现一例阴道腺癌患者。

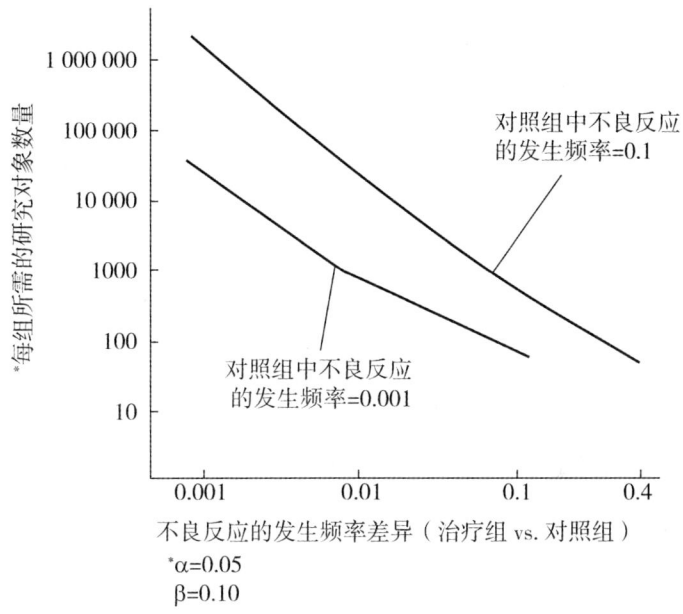

图 6.1 随机试验中对照组不良反应事件的发生频率与两组间差异程度对样本量的影响

下面的一些实例能够帮助读者理解如何利用随机对照试验研究评估罕见不良反应事件。

案例：美国国立癌症研究所的研究人员对烷化剂治疗卵巢癌可能产生的不良反应进行了研究（Greene et al.，1982）。其数据来自 5 个独立的随机试验，总样本量 1399 人，评估指标为卵巢癌患者急性白血病的发病率。按照一般人群白血病发病率测算，998 名接受烷化剂治疗的卵巢癌患者中应该仅有 0.11 人发病，但本研究却发现研究对象中有 12 例发生了白血病，而在未接受烷化剂治疗的 401 名妇女中无白血病发生。该研究成功地揭示使用烷化剂会使白血病的发病风险明显升高（100 多倍），并且由于该研究样本量很大，因此实际上其结果已经能够有效排除抽样和随机误差的影响。

案例：为了评估系统性皮质类固醇治疗与消化道溃疡发生的关联，研究者以不良反应的发生率为监测指标，综合了 71 项随机对照试验的结果（Messer et al., 1983）。研究者发现在 3064 例接受类固醇治疗的患者中，有 55 人（1.8%）发生消化性溃疡，显著高于 2897 例对照中 0.8% 的发生率（$P < 0.05$）。由其 p 值可见，由于消化道溃疡的发生率很低，如果研究的样本量再缩小一些，就有可能无法确定系统性皮质类固醇治疗是否真的增加了消化溃疡的发病风险（因为样本量不够时，即使研究中发现了消化道溃疡在两组间的发生率存在差异，也有可能被归为随机误差所致）。

除了样本量，随机试验中有限的治疗时间往往也是一个问题。例如，由 12 个研究中心共同开展的一项研究，比较了洛伐他汀和考来烯胺合成树脂治疗重度高胆固醇血症的疗效（Lovastatin Study Group Ⅲ, 1988）。264 例患者随机接受其中一种药物治疗，治疗时间为 12 周，每 2 周随访一次参与者的自觉症状。研究发现，接受考来烯胺疗法的患者中有 58% 发生胃肠道反应，与之相比，接受洛伐他汀治疗组只有 14% 发生胃肠道反应，二者差异十分明显。然而，由于该研究只持续观察了 12 周，所以无法对长期治疗导致的不良反应进行有效评估。同样的问题也存在于其他类似研究中。例如，服用氯喹引发的视网膜病变通常在用药 3 年之后才会出现（Bernstein, 1967），而目前只有很少一部分随机试验研究能够持续 3 年以上。

此外，某些严重的不良反应只有在停药很长一段时间后才会显现出来。例如，少女阴道腺癌发病率的升高要在子宫内己烯雌酚（DES）暴露 15 年之后才能被发现，因此评估妊娠相关的近期结局的试验研究无法发现 DES 的这一危险性。

最后，处理方式（比如给予干预或对不良反应进行监测）的差异也可能对不良反应的发生有很大影响。因此，从严格的随机试验得到的结果也许并不能很好地反映出常规医疗实践中不良反应的发生情况。例如，随机试验发现接受抗凝血剂华法林治疗的患者，每年有 1.3% 发生大出血，比安慰剂组多 0.3%。不过相对于常规医疗工作，这一风险可能被低估了。由于在随机试验中对抗凝药副作用的观察十分密切，因此会在早期发现一些有出血倾向的病例并加以治疗，其结果是导致一些潜在出血者最终没有出现不良结局。而在常规医疗工作中，并不会对潜在出血者进行那样密切的监测，这样使用抗凝剂的出血发生率可能会高于随机试验中观察到的发生率（Stern et al., 2000）。

非随机研究的作用

由上文我们可以知晓，随机试验在评估治疗安全性方面局限性较大。不过所幸我们还有另一种方法——非随机研究。尽管非随机研究在评价药效方面可靠性不佳，但用来评估治疗安全性还是十分有效的。其原因就在于，患者通常是出现了一些症状或体征才接受了某种治疗，而这些症状和体征一般与不良反应的发生没有关联，所以在评估不良反应时就诊或接受治疗的原因就不会成为混杂因素。例如，研究氯喹预防疟疾是否会导致视网膜病变发生时，就可以采用非随机研究的方法。因为决定是否使用氯喹，主要是考虑预防疟疾的效果而不是视网膜病变的发生，所以按是否使用氯喹分组并不会影响两组视网膜病的发生率。相反，如果用非随机试验研究氯喹治疗疟疾的效果，其研究效能会明显受限。例如，比较氯喹使用者与非使用者的疟疾发病率时，药物的使用者很可能居住于或曾经到过疟疾流行区，这些人患疟疾的风险要远远高于普通人。

病例报告和病例分析

医务人员在治疗过程中有时会发现并记录接受某种治疗的患者出现的不寻常的临床症状，并观察接受相似治疗的患者是否也出现同样情况，然后将治疗措施与不良反应之间可能存在的关联向同行或相关机构报告（例如美国食品药品监督管理局 MedWatch 项目；http://www.fda.gov/medwatch/index.html）。许多治疗的不良反应最初就是以这种方式被发现的，比如某些手术后是否会发生感染，或者服用某药物是否会引起过敏反应等（Wysowski and Swartz, 2005）。如果有大量关于某种罕见不良反应的报道，比如上百篇报道都称使用利尿剂泰克洛芬会引起肝损伤，导致此药刚投入市场不到 1 年就被撤出市场（Zimmerman et al., 1984），这种情况下，就不需要进行正式的药物流行病学研究去判断治疗与不良反应之间的因果关联。此外，比较治疗指征和上市时间相似的药物之间的不良反应发生情况及销售数据也能够使我们获得许多信息。例如，西立伐他汀（cerivastatin）和阿托伐他汀（atorvastatin）是两种降脂药。研究发现使用西立伐他汀引发横纹肌溶解症的报道几乎是阿托伐他汀的 100 倍。综合考虑使用两种药物的患者数量等信息，我们就可以对使用西立伐他汀与发生横纹肌溶解症的相关性下确定性的结论（Staffa et al., 2002）。

然而，我们还是要注意，这种"报告系统"的特异度和灵敏度仍然是比较差的。首先，这些报道提供的只是关联的可能性，其真实性还需要设计更合理的病因学研究进一步加以证实。其次，某些真实存在的不良反应可能并不容易被发现并报告出来，尤其是当不良反应发生率非常低、发生时间距离接受治疗较久远或者治疗以外的其他因素通常也会导致该不良反应时。例如，从雌激素首次被用于治疗更年期综合征开始，到证实该药物确实增加了子宫内膜癌的发病风险，经历了漫长的 40 年。主要是因为：(a) 大多数雌激素使用者并没有发生子宫内膜癌；(b) 从第一次使用药物到患病风险增高之间有几年时间的间隔；(c) 子宫内膜癌在不使用雌激素的绝经妇女中也并不少见。

显而易见，评估治疗的安全性需要对接受与未接受该治疗的两个人群中不良反应发生率进行比较①。可以进行这种比较的非随机研究包括：(a) 队列研究（随访研究），可以直接获得发病率资料；(b) 病例对照研究，能够对相对危险度进行估计。

队列（随访）研究

队列研究首先按照是否接受过某种治疗将研究对象分成治疗组和对照组，然后监测并比较两组不良反应的发生水平，包括各种相关症状、体征或某种疾病。监测可以是前瞻性的，例如对目前正接受某种治疗的患者进行随访；也可以是回顾性的，例如患者既往接受过某种治疗，研究者可回顾性地收集并比较从治疗开始到当前时点间不良反应的发生情况。

下面是一个关于使用西咪替丁与死亡率升高之间关联的前瞻性研究的例子（Colin-Jones et al.，1983）。该研究以 1987 年在英国药剂师与药房登记系统中有用药记录的患者（n=9928）为暴露组，从曾开具过西咪替丁处方的医生接诊的患者中选出年龄匹配的非西咪替丁使用者作为对照组。随访 1 年后，通过查阅医生登记系统得到两组研究对象的生存状况信息（后文会详述该研究的比较结果和局限性，见 120 页的例子）。与之相对，O'Meara 等（2001）则通过回顾性的研究设计，探讨了经乳腺癌治疗后，临床诊断已痊愈的妇女在绝经期接受激素治疗是否会增加其乳腺癌复发和死亡风险。研究者在参与了一项预付型医疗保险计划的人群中，利用该保险计划的肿瘤登记系统确定了 1977—1994 年间的乳腺癌诊断病例。然后，又通过该保险计划的药物登记系统确定其中哪些人接受了雌激素治疗（含有或者不含有孕激素）。之后再将 174 名接受雌激素治疗的乳腺癌康复病例与未使用雌激素治疗的乳腺癌康复病例按 1：4 进行匹配，保证两组研究对象在一些关键特征上分布相似，比如年龄、肿瘤分期以及肿瘤确诊时间等，同时还确保在病例组妇女开始接受雌激素治疗的同时，对照组妇女的

---

① 如果不良反应在接受治疗后很快出现，我们还可以通过对患者接受治疗后的自觉症状与平时水平进行对比得出结论。关于该方法的具体介绍可参见 Maclure（1991）的论著。Farrington 等（1995）和 Murphy 等（2001）分别使用该方法对儿童接种疫苗后的不良反应进行了评估。

乳腺癌已经康复。研究人员利用医疗记录和肿瘤登记系统数据对雌激素使用和非使用者的肿瘤复发与死亡情况进行了监测。

在设计、实施与数据分析方面，评估治疗不良反应的队列研究与评估其他暴露因素（如职业暴露、环境暴露、饮食暴露等）的队列研究大同小异。这些问题属于流行病学研究方法学本身的通识内容，在此不再赘述，但利用队列研究进行不良反应评估时有下面几个方面的问题需要引起我们的特别重视。

接受治疗患者的选择和鉴别

许多不良反应在患者接受治疗后很快就会出现（以分钟或天计），因此只需对住院患者进行监控即可发现（Miller，1973）。由于住院病历会记录所有的治疗方案以及大量特定事件的发生情况（如抽搐、心电图或电解质改变等），此时可直接将治疗组与非治疗组的不良反应发生率进行系统比较。

病历查询能够便捷地获取药物或其他治疗的相关信息，并且随访工作也较为经济，但这种研究设计仍需收集相当多的样本才能对使用频率很低的药物的不良反应进行评估，或发现那些发生频率很低的不良反应事件。例如，对1669例儿科住院患者实施的一项监测项目显示，使用者超过200人的药物只有6种（不包括氧气、维生素以及静脉注射液）（Mitchell et al.，1979）。在100例以上的儿童中出现的不良反应仅有2种，分别为发热和贫血，而且大多数情况还不是药物引起的。

但是，如果可以获取大量的门诊患者的治疗和疾病相关信息，那么该信息同样也能用于评估治疗的短期不良反应。

案例：在一项关于药物可能导致血清病的研究中，Heckbert等（1990）通过"哈佛社区医疗计划"的电脑记录，选择1974—1986年间所有使用过头孢克洛和阿莫西林的儿童的随机样本（总样本量n=3487）作为研究对象。在每个药物疗程（每人可能有多个疗程）起始用药之后的20天内，研究者回顾了两组研究对象发生血清病、多形红斑、关节炎或者是关节痛的诊断记录。按照统一标准进行初筛提示40个儿童可能发生了血清病，进一步对其完整病历记录进行仔细回顾后，确定发生血清病的有12例。其中有5例曾使用头孢克洛，1例使用阿莫西林，结论是头孢克洛组血清病的发生率较阿莫西林组高19倍。

为了评估治疗后数周乃至数年才发生的不良反应，研究者必须考虑患者在医院以外发生不良反应的情况。在某些国家，对患者院外用药及不良反应发生情况的监测通常是利用大型的电子登记系统来实现的，其覆盖人群可以高达上千万。如美国预付型医疗保险项目中的药物电子登记系统（Friedman，1978；Jick et al.，1981）、英国的国家物价局登记系统（Skegg and Doll，1981），以及政府运营的全民或部分人群医疗保障项目 [如加拿大萨斯喀彻温省全民医保项目（Strand and West，1989）和美国贫困人群医疗项目（Ray and Griffin，1989；Gerstman et al.，1990a）]。此外，在英国，也可以从大量全科医生的电子化诊疗记录中获取每个患者的用药情况（Lis and Mann，1995；Jick et al.，1991）。

对照的特征

理论上有两种选择对照的方法：一种是患有某种疾病，可以接受我们所关注的治疗却未接受该治疗或接受其他治疗的人群；另一种是未接受该治疗的普通人群，不管他们是否患有该疾病。那么究竟如何在这两种方法里做出选择呢？

理想的对照应该是那些没有接受某种治疗，但发生特定症状、体征或疾病（可能的不良反应）的潜在风险（也就是不接受治疗时的风险）与接受该治疗的人群相同的人。由此可知，实际上那些有着和治疗组相同的症状却接受了另外一种治疗（或者不进行治疗）的人是最理想的对照，因为在这种情况下，如果发现不良反应在两组间有显著差异，可以排除是疾病本身所造成的影响。例如，队列研究发现接受烷化剂治疗的卵巢癌患者（Reimer et al.，1977）和接受"高强度化疗"（氮芥、丙卡巴肼、泼尼松、长春新碱或长春碱）的霍奇金病患者（Boivin and Hutchinson，1981），其发生急性白血病的风险都大大高于普通人群。这两项研究中，无论是将接受该治疗的患者与整个人群的发病率进行比较，还是与未接受治疗患者的发病率进行比较，都可发现治疗组的白血病发病率显著增高。这样就可以确定，白血病风险的增加并非是卵巢癌和霍奇金病本身所致（译者注：如果只和正常对照比较，就难以排除这种可能性）。

但是在很多情况下，研究人员无法找到患同样疾病但未治疗的人作为对照。例如，为评价怀孕期间己烯雌酚（DES）暴露产生的长期毒副作用，最好建立一个 20 世纪 50 年代的怀孕妇女队列，将接受过 DES 治疗（例如治疗自然流产）的妇女作为暴露组，而选择具有同样指征（可能发生自然流产）、未使用 DES 治疗的妇女作为对照组，但这样的设计在现实中很难实现。同样，为了研究抗精神病药物与乳腺癌的关系（这些药物能刺激催乳素分泌，该激素在啮齿动物中易致乳腺癌），研究者也很难找到具有类似症状而在相应时间内未使用这类药物的妇女作为对照。

如果疾病本身与某种不良反应的发生无关，那么只需要选择未患有该疾病的人群作为对照，就能提供可靠的研究结果。所幸大多数情况下不良反应与疾病自身并无关联。例如，肺炎球菌性肺炎本身不会导致过敏反应或者其他呼吸道过敏症状。在这种情况下，通过比较青霉素使用者（肺炎球菌性肺炎患者）和未使用者（无论是否为肺炎球菌性肺炎患者）过敏反应的发生率，就能够正确评估青霉素与过敏反应的关联。同样，对于怀孕期间因流产或者其他原因使用 DES 的妇女，其流产史或其他病症都与其女性后代阴道腺癌的发生没有必然联系。因此，当研究母亲 DES 暴露与其女性后代未来发生阴道腺癌或其他可能的不良反应的关联时，怀孕期间没有使用 DES 的妇女的女性后代（不管亲代怀孕期间有没有自然流产的倾向）可作为怀孕期间 DES 使用者女性后代的良好对照。

但是，如果难以区分不良结局是疾病本身引起的还是治疗所引起的，这时如果仍使用未患病人群作对照，往往会导致研究结果难以解释。

案例：在上文提及的研究中，研究者比较的是西咪替丁使用者和不使用西咪替丁的普通患者的死亡率，而不是将用药者与未使用该药的胃酸分泌相关疾病患者的死亡率相比较（Colin-Jones et al., 1983）。这使得研究者在解释其初始结果时无法得到确切的结论。

死因	随访第一年的累积死亡率（1/10 000）	
	西咪替丁组	对照组
全部	377.7	211.7
恶性肿瘤 [a]		
食管癌	7.1	1.1
胃癌	31.2	3.2
支气管和肺癌	18.1	11.8

[a] 已排除使用西咪替丁治疗前就被诊断为癌症的患者

初始阶段，研究者考虑到医生可能更倾向于给上消化道肿瘤患者开西咪替丁的处方，也试图对该偏倚进行控制，比如在分析时排除了这些病例，结果还是提示治疗组食管癌、胃癌和肺癌死因别死亡率明显高于对照组。但该结果并不可靠，因为患者死亡率的升高的确有可能是西咪替丁的作用，但也更有可能是因为治疗组研究对象因某些症状而接受西咪替丁治疗时已经患病，只是尚未诊断而已。由于对照组缺乏与治疗组相似的症状，因此很难得出该药物与短期死亡率升高之间的真实关联。考虑到该研究的局限性，后续研究者在分析西咪替丁和其他 H_2 受体拮抗剂的长期暴露对发生胃癌（Schumacher et al., 1990）和食管腺癌（Chow et al., 1995）的影响时，不再纳入那些治疗开始后 1~2 年内被诊断为肿瘤的病例。

Schumacher 等人的研究（1990）使用了另一种策略来鉴别不良反应究竟是来自药物还是来自疾病本身。他观察了 99 例胃癌患者，发现其中 5 例（5.1%）在被诊断为胃癌的前 2 年曾常规使用过西咪替丁，而 365 例对照中仅有 9 例（2.5%）有过同样的用药史。然而，抑酸剂（非西咪替丁）的不良反应评估也呈现了类似的结果——病例组有 16.0% 在调查前 2 年就已经开始使用抑酸剂且目前还在继续使用，而对照组中该比例仅为 9.0%。考虑到西咪替丁和抑酸剂都导致胃癌的可能性很低，因此最可能的解释是胃癌的早期症状或相关的胃黏膜病变使得病例组中有更多的人主动寻求治疗并使用了这两种药物。

案例：Skegg 和 Doll 等人对 1974—1976 年间 20 位英国全科医生的患者的药物使用情况及其治疗后的疾病发生情况进行调查分析（Skegg and Doll, 1981）。结果发现多库酯钠（一种粪便软化剂）使用者的皮肤溃疡发生率要高于同年龄、同性别的其他患者。由于该药物使用者和非使用者的身体运动与锻炼水平可能并不相同，而缺乏正常运动是使用粪便软化剂以及发生皮肤溃疡（褥疮）的重要危险因素。因此，该研究所观察到的多库酯钠使用与皮肤溃疡的关联不一定是真实的。

案例：Skegg 和 Doll 等（1981 年）开展的另一项研究发现使用高岭土（止泻剂的一种成分）与直肠癌的发生以及使用抗惊厥药物与脑瘤的发生均紧密相关。正如作者在文中所指出的，这两种关联应该都不是药物引起的不良反应，而是肿瘤的一些早期症状导致就诊并使用这些药物而产生的虚假关联。

发现潜在的不良反应

通过不同方式的随访能够发现治疗所产生的远期不良反应，比如查询医生的记录、肿瘤登记数据（Friedman, 1978；Selby et al., 1989）、出院诊断的电子记录（Jick et al., 1981；Smalley et al., 1995）以及基于人群的疾病发生与死亡报告系统（Skegg and Doll, 1981）等。但无论通过哪种方式随访，都应该采用统一、客观的标准来记录治疗组和非治疗组患者的药物相关不良反应症状，目的是保证对两组的观察方式一致。通常情况下我们可以通过下述两种做法来实现上述"一致性"原则：（a）隐匿暴露信息（译者注：即对不良反应发生情况进行评估的人员隐藏研究对象的暴露信息），（b）在治疗组和非治疗组中均使用统一且十分明确的不良反应评判标准。第一种方法，即"盲法"的使用，很难运用于非随机研究中，因为这些研究几乎都依赖医生对其患者发生的不良反应进行记录或诊断，这样即使研究者本人在收集数据时不知道治疗情况，医生记录数据的过程中仍有可能存在"检出偏倚"。

因此，队列研究往往采用第二种方法来保证数据的一致性，即采用统一且明确的判断标准对不良反应事件进行判定。虽然这种方法有时并不适用于研究那些易被忽略或无法检出的潜在不良反应（如血栓性静脉炎、男子乳腺发育等），但很多时候采用统一，明确的标准对不良反应进行诊断简单易行，其结果也比较可靠。例如，通过查阅某国际器官移植登记系统，发现6297例接受肾移植的患者中有17例发生了非霍奇金淋巴瘤，而按一般人群发病率估算，预期病例应该只有0.5例（Hoover and Fraumeni，1973）。该研究收集了来自30个国家的数据，却并没有专门对非霍奇金淋巴瘤的诊断和鉴别进行标准化，但是肾移植与非霍奇金淋巴瘤之间相关的结论基本还是可以确定是真实的。一是因为该研究样本量较大，二是因为在病例组和对照组中所使用的非霍奇金淋巴瘤诊断标准比较接近。（这一随访研究并不能像我们之前所讨论的那样，排除肾移植患者中由肾衰竭本身而不是肾移植引起非霍奇金淋巴瘤的可能。后续的一些研究则直接比较了发生肾衰竭但未接受肾移植的患者和接受肾移植的患者中非霍奇金淋巴瘤的发病率差异。虽然研究结果并不完全一致，但总体上未接受移植的人群中发生非霍奇金淋巴瘤的风险的确比肾移植患者要小得多。）

用严格的标准对结局事件进行判定对提高研究可靠性十分重要。下面让我们通过一些实例来详细说明。

案例：在1978年底，俄亥俄州卫生部门的研究者定量分析了新泽西流感病毒（猪流感）疫苗与吉兰 - 巴雷综合征（GBS）发生的关联性（Marks and Halpin，1980）。通过卫生部门的记录，他们查询到约有220万人接受了疫苗接种，并通过咨询该州的神经科医生以确定疫苗项目接种阶段和接种后短期被诊断的GBS病例。通过分析，研究者认为疫苗接种者发生GBS的数量可能被高估了，理由如下：(a) GBS的诊断标准并不十分统一；(b) 在确定病例的那段时间，社会主流的观点认为猪流感与GBS的发生可能存在某种联系。这样的认知使神经科医生在诊断GBS时，可能会受到患者是否接种过猪流感疫苗的影响。因此，研究者规定，选择的病例必须有下运动神经无力急性发作的诊断依据，没有该症状的

GBS病例将被排除。此外，考虑到如果存在诊断偏倚，接种者的病情总体上会比非接种者的病情轻。研究者还对接种病例与非接种病例的病情严重程度进行了比较，结果发现两组病情的严重程度并没有差异。通过这些测量方法，研究者认为接种者比非接种者的GBS发病率增加4～5倍是疫苗本身的作用所引起的，而不是诊断偏倚所致。

但在研究潜在不良反应时，研究者关心的一些不良反应相关症状的记录有时并不完整。例如在一项研究中（Gerstman et al., 1990b），研究者通过专家记录审查核实了15～44岁女性住院患者的肺栓塞或静脉栓塞诊断，记录显示42%的病例有"可能"存在深静脉血栓。当没有更详细的记录可查询时，通过查询这些患者相关的药物处方信息，可以提高诊断的特异性。在上述例子中，通过查询用药记录，发现有65%的妇女在门诊被诊断为患肺栓塞/静脉栓塞，并且给予抗凝药，由此推测她们很可能患有深静脉血栓。对于某些疾病（如抑郁），常规诊断可能并不灵敏。因此，在一些关于降压药与抑郁关系的研究（Avorn et al., 1986；Thiessen et al., 1990）中，研究者会在随访时单独通过抗抑郁药处方来鉴别研究对象是否存在潜在的抑郁。

治疗后不良反应的发生时间有很大差别。例如，死亡是胸腹手术的并发症之一，但是手术造成死亡的风险只在术中或术后短时间内才会增加。再例如使用含苯丙醇胺的药物被认为会增加脑出血的风险，但风险主要发生在开始用药的几小时或几天内（Kernan et al., 2000）。与之相反，绝经妇女至少在使用未被拮抗的雌激素1～2年后，才可能引发子宫内膜癌（Herrinton and Weiss, 1993）。

在研究潜在不良反应的队列设计中，由于不良反应发生的风险在治疗后不同时间内可能有所变化，理想的随访时间应该涵盖不良反应可能发生的各个时段。例如，一项关于绝经期妇女使用雌激素后可能发生的不良反应研究中，理想的研究是在开始服药阶段就监测她们的健康状况，以确定心肌梗死或静脉栓塞的发生风险是否有增加的迹象，并且持续监测较长一段时间才能够发现子宫内膜癌或乳腺癌发病增加等晚期效应。在实际研究中，一些研究者可能关注治疗后患者的短期情况，而其他研究者可能关注治疗后的长期作用，通过综合这两类研究的结果就能判断治疗的整体效果。如果要发现某些重要但不常见的不良反应，往往需要收集足够多的治疗病例，这在实际工作中是比较困难的。Ray（2003）在其研究中讨论了应对这种情况的不同方法。

病例对照研究

评价治疗安全性的病例对照研究首先要确定病例和对照，前者是一组存在或发生了某种特定症状、体征或疾病（指不良反应）的患者，后者是一组没有那些特定症状、体征或疾病，但在其他方面与病例相似的人；然后确认接受过相关治疗的人在两组中所占的比例。如果病例组接受治疗的比例较高，就支持这些症状、特征或疾病是该治疗的不良反应。

为什么要开展病例对照研究

许多非流行病学家疑惑，既然病例对照研究存在漏洞，那么为什么还要通过这种回顾性的方式去收集不良反应的相关信息呢？其原因就在于现实生活中有时很难对一些罕见不良反应进行监控，只能通过回顾性的设计收集不良反应相关数据。同时，某些不良反应虽然十分罕见，但其后果却十分严重，使人们亟须对它们有足够的认识，以便对治疗方案做出正确决策。

在本章，我们曾提到研究者采用随机试验研究怀孕妇女使用己烯雌酚（DES）与其女性后代发生阴道腺癌之间的关联问题，结果在对几百名用药者的女儿进行了长达 15～20 年的监测后，也未能在 DES 暴露组和对照组中发现阴道腺癌患者（Bibbo et al., 1977; Beral and Colwell, 1981）。之所以会产生这样的结果，是因为阴道腺癌是一种非常罕见的疾病，即便是在 DES 暴露组中，由于研究的样本量太小，仍可能漏掉 DES 和它的真实关联。队列研究也存在同样的问题。例如，Lanier 等（1973）检测了 804 名 DES 暴露者（其母亲在怀孕时曾使用过 DES）在青少年时期的肿瘤发病率，也没有发现 1 例阴道腺癌。

最后还是通过病例对照研究发现了 DES 暴露与阴道腺癌的关联。例如，第一个相关研究发现 8 例阴道腺癌患者中有 7 例曾有 DES 暴露，而对照组中 DES

的暴露比例小于 1/8（Herbst et al.，1971）。虽然母亲在孕期有 DES 暴露史的少女中只有很少一部分会发生这种不良反应，但考虑到阴道腺癌所致的严重后果，美国食品药品监督管理局还是发布了相关公告，禁止该药物再用于怀孕妇女。

如何在病例和对照间进行有效的比较

在用于评价治疗安全性的病例对照研究中，对照的作用是揭示在不使用某种特定治疗时，某不良反应的发生概率。因此，一个理想的对照组应符合以下特征：

(a) 对照应具有与病例相同的特征，包括：(i) 可能影响接受治疗的所有因素；(ii) 与症状、体征或疾病的发生有关或者与不良反应的诊断和鉴别有关的特征。
(b) 对照组与病例组暴露信息的收集方式与准确度相同，也就是与治疗经历相关的数据与信息的收集方式相同，且信息准确程度相同。

显然，并不存在一种"最佳"对照能通用于所有研究。对照的选择主要受以下 4 个因素的影响：(a) 病例的来源；(b) 治疗本身对不良反应事件检出的影响；(c) 治疗所针对的症状或体征与不良反应之间的关系；(d) 收集治疗相关信息的类型。

病例的来源：是否需要基于人群 通常，当研究者选择特定人群中的所有患者作为病例组时，其理想的对照应从该人群其他成员中产生①。例如，在一项关于绝经期妇女使用激素治疗可能增加乳腺癌发病风险的研究中（Chen et al.，2002；Ross et al.，1980；Schairer et al.，2000；Stanford et al.，1995），病例选

---

① 严格来说，为了使对照组能够最大限度地反映目标人群中接受该治疗的频率，对照组中也应该包括那些发生不良反应的人，其比例应与该人群"自然状态"下不良反应发生比例相同（Greenland and Thomas，1982）。尽管这样的设计理论上是最精准的，但在实际生活中却很少被采用。因为只有当治疗组中发生不良反应的比例较高，如 20% 以上时，不采用该设计才会导致偏倚，而在这种情况下，研究者完全可以开展队列研究了。

自预付型医疗保险计划的参与者、社区退休居民、癌症诊所纵向监测项目的参与者或者大都市居民,各自的对照则分别在预付型保险计划其他参与者、社区退休其他居民、癌症诊所队列监测项目其他参与者或者大都市其他居民中选取,两组的来源人群完全一致。上述选择保证了每个研究中病例和对照无论是在激素治疗的选择方面,还是在乳腺癌发生率等方面,都具有较高的可比性。即使没有确认研究对象的激素治疗既往史,两组也依然可比(具体见下文)。

然而在很多情况下,研究可获取的病例并不属于上面定义的任何一种特定人群。通常比较便捷而有效的做法是在提供医疗服务的医院或诊所里选取病例后,也从这些医院或诊所的患者中挑选相应的对照,并排除掉那些与该治疗可能有关联的患者。例如,当 Kelsey 等(1981)研究雌激素和乳腺癌的关联时,选择了康涅狄格州 3 家医院的病例,对照为在相同医院接受住院手术的患者。因为一些妇科患者的疾病可能与使用雌激素相关(例如子宫内膜增生和子宫内膜癌),所以在对照中剔除了这些患者。研究者希望剔除后的对照能够最大限度地反映出她们代表的人群雌激素的使用情况。这个人群是指那些具备某些潜在共性而会首选在这三家医院接受治疗的患者群体。换言之,该人群中的成员如果发生乳腺癌,就一定会前往上述三家医院之一进行治疗而不是其他医院。

案例:为了评价某些药物是否会引起严重的急性皮肤损伤(例如 Stevens-Johnson 综合征和中毒性表皮坏死溶解症),Kelly 等(1995)进行了一项多中心病例对照研究。研究人员从法国、德国、意大利和葡萄牙的医疗机构的烧伤和重症监护病房以及皮肤和儿科病房收集了罹患上述罕见皮肤损伤的病例,并对症状首发前 4 周的服药情况进行了调查。由于无法严格从病例的来源人群中选择正常对照,因此研究者在同一医疗机构选择患有其他急症,例如感染、骨折或腹部急症的患者作为对照。通过与调查病例相同的方式获得其发病前 4 周的用药史。

单纯把接受过某项治疗的患者作为病例去评估该治疗的安全性需要十分谨慎。英国药品安全委员会基于该委员会所收到的不良反应报告开展了一项研究,评估口服避孕药是否会导致心血管事件的发生。在另一项美国的研究中,研究人员将 40 岁之前发生子宫内膜癌的患者中有口服避孕药使用史的妇女作为研究对象，以说明口服避孕药的安全问题。这两项研究可为避孕药的安全性问题提供重要数据，但是必须满足两个前提条件：首先，治疗措施之间存在异质性（如不同配方的口服避孕药）；其次，需要该研究以外的数据对这种异质性进行校准（如开具不同种类口服避孕药处方的频率等数据）。因此，Meade 等（1980）分析了报告心血管事件的英国女性人群口服避孕药的使用情况，发现这一人群使用高剂量孕激素的频率远远超出英国药物销售记录所预计的平均水平。而美国的研究也发现，在使用口服避孕药并发生子宫内膜癌的妇女中，30 人中的 19 人服用了 Oracon（Silverberg et al., 1977），这一比例也远高于预计的 Oracon 在美国口服避孕药市场中所占的份额。

必须注意的是，这些关于异质性的研究仅仅证明一种制剂（或治疗）与另一种制剂（或治疗）的相对安全性。例如，在子宫内膜癌患者中发现 Oracon 使用者远超出预计的频数，这可能是因为 Oracon 增加了肿瘤发生风险，也可能是因为其他制剂降低了肿瘤发生风险。证明上述可能性的唯一方法是进行传统的病例对照研究，比较患肿瘤的妇女和正常对照既往使用口服避孕药的情况。事实上，通过病例对照研究确实证明了子宫内膜癌患者使用 Oracon 的比例更高，而使用其他口服避孕药的比例较低（Weiss and Sayvetz, 1980）。

治疗对确认不良反应的影响　医生根据患者体征、症状和疾病进行的诊断并不是总是正确的，有时候诊断会受到既往治疗史的影响。例如，有研究认为医生更倾向于让使用过雌激素的妇女接受子宫内膜癌的诊断试验（Horwitz and Feinstein, 1978）。如果这种情况属实，并且如果有一部分子宫内膜癌患者永远不会出现症状而去接受这种诊断试验，那么这就导致雌激素暴露与子宫内膜癌之间的虚假关联（高估）。

使用雌激素是否更容易引发胆结石的研究也可能存在类似偏倚。许多患有胆结石的妇女由于没有什么症状而并不会被检出（Gracie and Ransohoff, 1982）。与这些妇女相比，被诊断为胆结石的妇女可能更倾向于定期去医院检查，而且在出现症状后会积极寻求医治（例如诊断试验和手术治疗）。同时，雌激素使用者可能比非使用者具有更积极的寻医态度。这样，被诊断为胆结石的人有可能更倾向于使用雌激素。因此，如果将被诊断或接受治疗的胆结石患者与"常规"的对照人群进行比较，则可能会高估其关联性。

出于这些方面的考虑，一组研究人员在进行子宫内膜癌的病例对照研究时，选择了接受过与病例组相同诊断试验的妇女作为对照，即接受子宫扩张与刮除术或子宫内膜活检的非子宫内膜癌患者（Horwitz and Feinstein, 1978）。结果他们并没有发现雌激素与子宫内膜癌的关联，也即病例组与对照组使用雌激素的水平几乎相同。这一结果几乎与所有之前的子宫内膜癌研究（那些研究并不要求对照接受过这些诊断试验）相反。不过遗憾的是，这项研究在排除一种偏倚（雌激素使用者和非使用者被检出肿瘤的机会并不相同）的同时，引入了另一种偏倚：那些接受子宫扩张和刮除术或子宫内膜活检的妇女，通常是因为绝经期子宫内膜增生引起出血而去就诊，而子宫内膜增生的常见原因就是使用雌激素，因此这些妇女使用雌激素的比例普遍较高。如果将她们作为对照，则会低估子宫内膜癌与雌激素使用之间的真正关联。

尽管在子宫内膜癌的例子中使用上述选择对照的方法（选择接受与病例相同诊断试验的人作为对照）并不合适，但是在有些情况下，这样做却具有一定的价值。比如在研究雌激素和胆结石的关联时就可使用这种方法，因为没有证据认为雌激素与导致胆囊造影或超声检查结果为阴性的症状相关联。

当选择没有接受过诊断试验的人群作为对照时，通常会产生这样的质疑：这样做在一定程度上有可能使病例混入对照组，这种污染是否会导致两组暴露频率的差异缩小？实际上，当不良反应的发生率很低，而对照样本量又很大时，病例偶尔混入对照组对结果的影响很小。

接受治疗的原因对不良反应评估的影响　当不良反应事件的发生与接受治疗的原因相关时，则应在病例组与对照组间针对接受治疗的原因进行匹配。虽然在现实生活中，被治疗的疾病和治疗过程本身引起同一种不良反应的情况十分少见，但仍在某些情况下，如果没有针对"为什么接受治疗"这一因素进行匹配，研究结果的确会模糊不清。例如，将车祸伤者作为病例，人群中的随机样本作为对照，进行弱效镇静剂使用史的比较（Skegg et al.，1979），发现在车祸前3个月内，病例组使用弱效镇静剂的比例比对照组高5倍。虽然该结果说明弱效镇静剂可能存在不良反应，但是这些发生车祸的人可能因为某些其他原因比普通人更需要使用这种药物（译者注：即这些服药原因而不是药物本身可能与车祸相关）。由于研究者无法对镇静剂的"需求"原因进行匹配，也没有相应数据对其进行调整，因此也就无法确定哪种解释更合理。

对治疗史相关信息的收集　不管病例和对照在其他方面可比性多好，只要在治疗史相关信息的获取方面存在差异，就可能会影响结果的真实性。理想的情况是以相同的方法收集病例和对照的病历资料，这样可以避免由于事先已获知不良反应发生情况而引入的偏倚，例如在发生可疑不良反应之前就收集好相关病历资料。Hoover等在1981年研究乳腺癌时，在诊断结果产生之前就收集了就诊妇女的门诊记录。通过这些门诊记录明确了激素和其他药物暴露史，这样就保证了在收集治疗史信息时并不知道研究对象是病例还是对照。在另一项肾细胞癌的病例对照研究中（Weinmann et al.，1994），研究者也通过查询病历获得用药史信息。不过可以想见，在查阅病历资料的调查员中实施盲法（掩盖病例-对照分组信息）并不可行。此外，病例在住院期接受治疗阶段短期内会产生大量临床检查信息，而对照却不一定是这样。为避免这一偏倚，研究者把治疗史信息收集的时间限定在疾病诊断前3个月以前（对照组也在相应时间段收集信息）。不过，这种设计并不适用于研究治疗导致的速发型不良反应。

除了临床医疗机构，我们还可以通过医疗费用支付方［例如医疗补助（Medicaid）］或者医疗保险运营商（例如某些预付型医疗保险计划）的计算机记录，收集到病例和对照客观的药物处方信息。利用这样大规模人群的计算机记录，可以在统计学上有效地评估药物的不良反应，甚至包括那些用量很少的药物的不良反应。

案例： Juurlink等（2003）在安大略省150万人中选择65岁以上居民开展了一项病例对照研究。通过查询安大略省药物福利计划的计算机记录，他们发现 523 人有使用血管紧张素转化酶抑制剂的处方记录，并在用药期间发生过高钾血症（通过加拿大健康信息流通数据库研究所鉴定）。按年龄、性别、有无肾疾病，选择 25 807 例使用血管紧张素转化酶抑制剂而没有出现高钾血症的对照与 523 例病例进行匹配，研究者（再次通过药物福利计划的记录系统）查询了病例和对照在前 1 周使用保钾利尿药的情况。结果显示，8.2% 的病例和 0.3% 的对照有使用该药的记录（校正后的相对危险度 = 20.3）。如果没有大规模人群用药史和相关结局的详细记录，就不可能得到如此确定的药物与药物相互作用的结果。

然而，有处方记录并不能保证患者一定会服用该药物。因此，通过查询计算机记录来研究药物潜在的长期影响时，有研究者［例如 Dublin 等（2002）研究卵巢癌与抗抑郁药物和苯二氮䓬类药物之间的关联时］将"使用者"限定为至少有两次该药物处方记录者。此外，利用计算机记录的用药史进行病例对照研究，也可能会受到医疗保险计划参加者参与时间或计算机记录时限的限制。对于那些需要长期服用才会引发不良反应，或者从开始使用到发生结局需时较长的药物，计算机提供的药物记录就不那么有用了。有些病历资料，尤其是若干年前的用药情况可能不容易收集，甚至无法获得。因此，许多治疗安全性方面的病例对照研究需要依赖于参与者的回忆。不过幸运的是，对于某些治疗方法，尤其是手术或长期用药史，参与者的回忆是比较灵敏和特异的。例如，与病历记录比较后发现，妇女口述的子宫或卵巢切除史以及绝经后雌激素长期使用史与之符合度非常高（Jick et al., 1980; Brinton et al., 1981）。

可以想见，对于短期用药，尤其不是在近期使用的药物，参与者的回忆可能并不准确，而短期治疗所使用的药物也的确可能引发不良反应。例如在怀孕期间，即使是使用几天的药物（尤其在前 3 个月），都可能与新生儿先天畸形有关。然而，新生儿畸形和新生儿正常的产妇在回忆怀孕早期情况时可能有很大差异，因此在比较和解释这两组数据时需要非常谨慎。减小这种回忆偏倚的方法之一是比较某种新生儿畸形的产妇和其他类型新生儿畸形的产妇在用药史方面的情况。如果被研究的药物并不引起多种类型的畸形，上述的比较能够相对客观地评价药物安全性。

案例：在一项有关新生儿缺陷的病例对照研究中，研究人员对几家医院刚分娩的妇女进行了访谈（Rosenberg et al., 1983）。新生儿有不完全性腭裂或唇裂（有或无腭裂）的产妇和新生儿发生其他各种畸形的产妇相比，两组在怀孕前3个月使用地西泮的情况基本相同。研究者认为地西泮不可能同时导致多种出生畸形，因此胎儿口腔唇腭裂的发生与该药物的使用无关。

将病例对照研究的结果应用于治疗决策过程

在对某种治疗方式进行决策时，有必要在不良反应的发生率（和严重性）与所治疗疾病的进展或并发症的发生率（和严重性）之间进行平衡。而病例对照研究仅能够告诉我们不良反应的确存在，却并不能揭示其发生概率。

所幸的是，如果病例对照研究表明某治疗确与不良反应之间存在关联，且可能为因果关联，那么通常还是有可能通过合理的估算得到不良反应发生率的。这种估算需要分两步进行：首先，必须计算和比较接受治疗与没有接受治疗的人群中不良反应的发生率。虽然病例对照研究只测量接受治疗的频率，但是不良反应的相对发病率还是可以通过 OR 值进行估计。表6.1中的数据显示死于心肌梗死的年轻妇女使用口服避孕药的频率比对照组高，使用者的发病率是非使用者的2.8倍。

使用暴露频率估算相对危险度的原理已在流行病学课本中有所解释（Koepsell and Weiss, 2003），其前提假设是在暴露人群中不良反应的累积发生率低于20%～25%。

第二步是将上述得到的相对危险度乘以未接受治疗的人群不良反应的潜在发生率。潜在发生率可以通过几种途径获得，通常可查询相关人群数据（例如没有接受过该治疗的普通人群或与该治疗无关的患病人群）。

举例：在推广口服避孕药之前，30～39岁妇女的心肌梗死死亡率是每年 1.9/100 000。因此使用口服避孕药的妇女心肌梗死的年死亡率约为 2.8 × 1.9/100 000 = 5.4/100 000。

表 6.1 病例对照研究中估计不良反应相对危险度的方法

计算公式	不良反应			举例	心肌梗死[a]		
		有	无			有	无
接受治疗	是	a	b	目前使用口服避孕药	是	21	17
	否	c	d		否	26	59
		$a+c$	$b+d$			47	76

病例组的暴露比值 = a/c 病例组的暴露比值 = 21/26

对照组的暴露比值 = b/d 对照组的暴露比值 = 17/59

比值比 ≈ 相对危险度   比值比 ≈ 相对危险度

$$= \frac{a/c}{b/d} = \frac{a \times d}{b \times c}$$ $$= \frac{21/26}{17/59} = \frac{21 \times 59}{26 \times 17} = 2.8$$

[a] 30～39 岁死亡的妇女（Mann and Inman，1975）

当研究者对所查到的未接受治疗人群的不良反应发生率没有把握，或者不确定这个发生率是否适用于某特定人群时，应该如何处理呢？这时可以选择一组可能的发生率值，并以此计算多个相对应的治疗后不良反应发生率。将每次得到的结果逐一进行整合，权衡实施治疗的利弊（例如通过决策分析）。对于许多治疗而言，依据不同参数估算结果做出的决策应该是相同的。

如何判断治疗与不良反应之间存在因果关联

通过非随机研究发现某种治疗与不良反应之间存在的关联可能并不全是因果关联。这是因为：首先，对不良反应的测量可能存在误差，例如对不良反应的记录不完整。一般来说，接受治疗者的不良反应记录通常会比较完整。其次，各比较组（不同病例组或病例组与对照组）间不良反应事件的发生风险存在天然的差异，这样就会导致不良反应与治疗之间显现出虚假关联。最后，该关联可能是随机误差所致，例如研究中抽样过程存在选择偏倚，使得研究人群无法真实代表更大范围的目标人群。

目前，解读研究所发现的关联还存在较大的主观性，所以并不能说哪种解释绝对可靠，但有些标准还是可以给研究者提供帮助和指导的：

1. 接受治疗的人群不良反应发生率和其他人群不良反应发生率的差异大小。组间相对差异越大，治疗和不良反应事件之间存在因果关联的可能性越大。

我们是否可以通过 P 值来评价关联的强度呢？实际上，我们计算 P 值的目的并不是回答关联强度的问题，而只是为了评估研究所发现的关联是假阳性（本身不存在差异却被判定为有差异）的概率。我们知道，P 值不仅与关联强度有关，也与样本量大小有关。对于一个既定的差异程度，研究的样本量越大，计算所得到的 P 值就越小。但是，样本量大小是在研究设计之初基于可行性预先确定的，因此在评价是否存在生物学关联时，不应作为影响因素再加以考虑。

假设去年一年内对照组中有 7% 的人服用药物 X，而研究又发现同期有高达 90% 的病例都服用过药物 X。这一结果远比只有 10% 的病例服用该药物所得到的因果关联更加可靠，即便 10% 和 90% 都能使病例和对照之间的差异具有统计学意义。在临床流行病学研究中，总是存在许多混杂和偏倚，以至于无论 P 值大小，都不能明确 7% 和 10% 的差异是否真的反映了药物 X 与不良反应之间的因果关联。但当研究发现服用己烯雌酚（DES）的病例和对照阴道腺癌发生率分别为 7% 和 90% 时，就可以十分肯定服药和肿瘤之间的因果关联了。

2. 明确治疗的实施一定在不良反应发生之前。对于大多数治疗和不良反应，其时间顺序一般很容易确定。例如，使用氯霉素和氯氮平都在再生障碍性贫血发生之前，这两种药物都与该不良反应有关。但是也有一些研究不能够确定治疗和不良反应的时序关系。例如，既往研究发现，在使用西咪替丁后不久，胃肠道肿瘤的死亡率上升。但是由于很可能恰恰是因为肿瘤引起的症状才导致患者服用该药物，所以并不能明确二者之间的关联是否为因果性质。在另一个例子中，Avorn 等（1986）对享受贫困医疗保险的人进行了两年的观察，发现使用β受体阻滞剂治疗高血压者相比选择其他药物治疗高血压的人群，使用三环类抗抑郁药的情况更加普遍。然而，由于研究者没有确定两种药物的使用顺序（在研究观察的两年间或之前），因此不能够对结果进行明确解释。为了确定时间顺序，研究者随后开展了进一步的研究，对β受体阻滞剂使用者和其他人群中新发抑郁或首次接受抗抑郁治疗的概率进行了比较（Bright and Everitt，1992）。

由于雷耶综合征通常首先有流感样症状，患者可能因此服用阿司匹林。因此，确定二者的时间顺序对评估二者的关联性质十分重要。雷耶综合征的早期阶段可能会出现流感样症状，因此儿童服用阿司匹林可能是雷耶综合征的结果而不是其病因。为了解决这个问题，许多研究者在进行病例对照研究时，选择与病例组患有同样类型和严重程度流感症状的非雷耶综合征儿童作为对照，结果显示病例和对照之间阿司匹林的使用比例有较大差异。由于研究人员在选择对照时十分严格，因此，可以认为阿司匹林和雷耶综合征的发生存在因果关联。

3. 根据其他领域的知识来判断治疗与不良反应之间是否有因果关联。药理学或生理学知识越是支持该关联，那么该关联则越有可能是因果性质。病例对照研究发现子宫内膜癌病例和对照在雌激素既往使用史方面存在差异，而这种差异之所以被普遍认为是因果关联，不仅是因为病例和对照之间差异明显，而且：(a) 已知长期暴露于高水平雌激素与子宫内膜癌发生风险增加有关；(b) 只有长期使用雌激素（几年或更长时间），病例和对照发生肿瘤的风险才显现出差异；(c) 人群中子宫内膜癌发病率随人群对雌激素使用水平的升降而迅速平行改变。值得一提的是，根据最后一点我们还可以排除其他的关联假设，例如，更年期综合征严重时会使用雌激素治疗，那么会不会不是雌激素本身，而是更年期综合征增加了子宫内膜癌的患病风险呢？答案是否定的，因为更年期综合征这类需要雌激素治疗的疾病的发生率不太可能在短时间内出现明显的上升或下降。

我们需要知道，治疗引起不良反应的绝对证据是不存在的。引起不良反应的原因往往需要通过推断而不是简单观察就能确定。推断过程一般需要主观判断，而这一过程又是仁者见仁，智者见智的。不过，即使在数据不完整的情况下，也需要研究人员尽力做出推断，否则就会延误预防或治疗措施的实施。

问题

6.1. 在轮状病毒疫苗获得批准前的随机试验中，10 054 例接种疫苗的婴儿有 5 例发生肠套叠（0.05%），而 4633 例安慰剂对照组只有 1 例发生肠套叠（0.02%）。观察到的累积发病率差值为 0.03%，结论为没有发现肠套叠发生风险增加与使用疫苗有关（$P > 0.45$）。

这些数据表明使用轮状病毒疫苗与肠套叠发生风险增加无关，你对此结论是否存在疑问？

6.2. 1989 年 12 月，斯坦福大学的医生尝试用环孢素替代硫唑嘌呤来抑制心脏移植手术患者的排异反应。他们发现 32 例患者术前血清肌酐平均值为 1.3 mg/dl，术后 1 年上升到 2.1mg/dl（$P=0.01$）。肾小球滤过率等其他指标在术后都有下降。如果想要证实环孢素对肾功能产生不良影响，还需要查询和比较患者哪些方面的信息？

6.3. 医生们普遍认为在接受子宫切除术的妇女中精神疾病，尤其是抑郁，特别常见。为确定二者是否存在关联，以及更清楚地揭示子宫切除术本身可能产生的影响，Barker（1968，开展了一项队列研究。该研究通过医院记录查询了 1960—1964 年间苏格兰邓迪市接受子宫切除术的妇女（其中大部分手术都是针对良性疾病）。对照则选择该地区同时期接受胆囊切除术的妇女。通过查询 1966 年以前当地精神病专家的记录（至少随访 2 年）来确定两组队列中的精神疾病发病数据。

调查显示：在术后 2 年内，接受子宫切除术的妇女中有 3.2% 咨询过精神病专家，而只有 1.2% 的对照组妇女有同样的记录（调整年龄后 $P=0.01$）。该关联与接受子宫切除术的同时也切除卵巢无关，因为只有 19% 的妇女同时切除子宫和卵巢，而且这些妇女进行心理咨询的比例与所有仅接受子宫切除术妇女进行心理咨询的比例相似。其次，该关联也不是由于子宫切除术的妇女在术前有更高的精神病发生率，因为这些妇女在术前寻求心理咨询的情况与胆囊切除的妇女几乎相同。最后，通过与胆囊切除的妇女进行比较，排除了手术本身增加精神疾病咨询比率的可能性。

然而，尽管存在关联和设计上的优势，如果想要证实子宫切除增加精神疾病的发生风险，还需要特别注意哪些方面？

6.4. 关于孕期前 3 个月使用地西泮与子代发生口腔唇腭裂关系的几个病例对照研究刊登在《新英格兰医学杂志》后，有两位科研人员给编辑写了一封信（Shiono and Mills, 1984）。他们指出，"用病例对照设计进行此类研究，当对照选自正常人群时，可能导致对暴露的低估；而使用有其他畸形的儿童作为对照时，又可能在对照中混入由地西泮引起的畸形。因此，以上两种情况都有可能错误地估计风险"。

他们提供了一项随访研究的结果，并认为该随访能够"避免上述错误"。该研究在首次产前检查时通过访谈明确了地西泮和其他药物的使用情况。

孕期前 3 个月 使用地西泮	口腔唇腭裂		
	是	否	共计
是	1	853	854
否	31	32 364	32 395

a. 母亲在孕期的前 3 个月使用地西泮，其胎儿发生口腔唇腭裂的风险是多少？

b. 与没有地西泮暴露的胎儿相比，有地西泮暴露的胎儿发生口腔唇腭裂的相对危险度是多少？

c. 与病例对照研究相比，随访研究的数据在评价使用地西泮与口腔唇腭裂关联时同样存在局限性，请问主要的局限是什么？

6.5. 几项实验室研究均提示强心苷能够抑制肿瘤生长，因此有两位研究者决定对此进行一项病例对照研究（Goldin and Safa, 1984）。他们查询了在他们所在的医院死亡的 69 例患者的病历。21 例死于肿瘤的患者中只有 1 例使用过洋地黄类药物，而死于其他疾病的 48 例患者中有 18 例使用过该药物。

从这些数据中，能否估计与死于其他疾病的患者相比，使用洋地黄类药物的患者死于肿瘤的相对危险度是多少？如果不可以，请说明理由。

假设这些结果高估了洋地黄类药物对肿瘤的抑制作用，其中最可能的原因是什么？

6.6. 一项关于年轻妇女发生心肌梗死的病例对照研究观察到如下结果：

危险因素数目	危险因素类型	病例（%）	对照（%）
无	—	18.9	64.0
只有一种	使用口服避孕药	5.4	4.5
	高脂血症	5.4	0.5
	吸烟	16.2	16.5
	高血压	6.8	9.5
	糖尿病	1.4	0.0
两种	—	27.0	4.5
三种或以上	—	18.9	0.5
		100	100

一位审稿人认为病例和对照使用口服避孕药的比例非常接近（5.4% 和 4.5%），表明只使用口服避孕药而没有其他危险因素不会增加心肌梗死的风险。你是否同意上述看法，请说明理由。

6.7. 为明确使用药物促排卵是否与肿瘤发生有关，研究人员在澳大利亚的维多利亚市，对当地接受过一次或多次体外受精治疗的妇女（$n=5\,564$）与咨询过体外受精而没有接受治疗的不孕妇女（$n=4\,794$）进行了调查（Venn et al., 1995）。从首次就诊到接受体外受精治疗，不同患者的间隔时间为 0 ~ 3 年。通过当地肿瘤登记处的记录获得了研究对象中发生肿瘤的患者名单。调整了两组间年龄和不孕类型差异后，研究者分别计算了两组研究对象从体外受精治疗开始或从体外受精门诊登记开始之后的肿瘤累积发病率。

该方法会略微高估没有接受体外受精的不孕妇女发生肿瘤的风险,从而低估接受体外受精的不孕妇女发生肿瘤的相对危险度。请问这是为什么?

答案

6.1. 即使研究的婴儿数量超过 14 000 例,由于肠套叠的发病率很低,研究所观察到的 2.5 倍相对危险度（0.0005 / 0.0002）也处于随机误差范围内,而无法证实轮状病毒疫苗与肠套叠之间存在因果关联。总之,该研究的样本量不足以证明二者具有关联。而另一项覆盖美国 19 个州的病例对照研究（Murphy et al., 2001）纳入了多达 429 例发生肠套叠的婴儿作为病例组,从而得出了更加确切的结论:二者相关。虽然该病例对照研究得到的相对危险度与前述随机试验结果点值相似（2.2 和 2.5）,但是病例对照研究的 95% 置信区间要相对窄得多（1.5 ~ 3.3）,P 值也很小（< 0.001）。

6.2. 研究者需要区别环孢素和其他影响因素对肾功能的作用,这些因素包括心脏移植本身的影响以及术后可能导致肾功能不全的不良生理反应等。为此,研究者选择了 47 例环孢素上市之前（例如 1980 年 12 月之前）就接受心脏移植手术、存活超过 1 年且都使用另一种免疫抑制剂硫唑嘌呤的患者作为对照组,对其肾功能进行检测（Myers et al., 1984）。研究显示,他们在移植手术后血清肌酐平均值低于术前的平均值（1.0 mg/dl vs. 1.3mg/dl）。

这一结果强烈提示环孢素的确可能引起肾功能异常,但需要注意两个前提假设:(a) 在使用环孢素时,对心脏移植患者的其他治疗没有任何改变;(b) 心脏移植患者其肾功能本身不会随时间变化而发生异常改变。

6.3. 该研究的主要局限在于判断精神疾病的方法不够灵敏（查询精神病专家咨询记录）,从而导致引入偏倚的可能。不过,这并不是说研究者在进行数据收集时对这两组妇女精神病的判断存在倾向性,但仍需审慎考虑如下可能性:

(a) 只有很小一部分的精神病患者会进行心理咨询；(b) 患者的家庭医生可能倾向于认为子宫切除的妇女更容易发生精神疾病，因而推荐她们进行心理咨询。要想得到更加可靠的结果，需要使用标准化、无偏倚的方法直接获得精神病学方面的测量数据（例如对两个队列中的妇女进行直接的个人访谈）。

6.4. a. 发生口腔唇腭裂的风险 = 1/854 = 0.0012

b. 相对危险度 $RR = 1/854 \div 31/32\,364 = 1.22$

c. 该随访研究避免了被质疑的两种错误：首先，由于结局事件的信息是在暴露信息确定之后才确认的，因此在判定使用地西泮与口腔唇腭裂的发生关联时不存在偏倚；另外，对照组并不局限于患有其他畸形的儿童，从而避免了掺杂入一些同样是由地西泮引起的畸形患儿。

但是该研究也存在新的局限：只有在地西泮与发生口腔唇腭裂之间的关联很强时，才能获得可靠结论。例如，即使发病率比值为 3.0，该研究也只有 45% 的机会发现地西泮暴露组与非暴露组的后代发生口腔唇腭裂的风险存在有统计学意义的差异（5% 的水平）。在这项超过 33 000 例孕妇的研究中也只有 32 例胎儿发生口腔唇腭裂。在这种情况下，无论病例对照研究是否在收集用药史方面存在问题，它都更加容易获得较大的病例样本，研究效能也更高。越是罕见的不良反应，越需要病例对照研究来证实其潜在关联。

6.5. 通过该病例对照研究有可能估计与使用洋地黄类药物有关的肿瘤死亡相对危险度，即将病例组中洋地黄类药物暴露比值除以对照组中洋地黄类药物暴露比值：

使用洋地黄	死于肿瘤的患者	死于其他疾病的患者（对照）
是	1	18
否	20	30

$$\text{相对死亡率} = \frac{1/20}{18/30} = 0.08$$

如果该病例对照的比较是有效的（如果无效，见下述解释），则洋地黄类药物使用者的肿瘤死亡率只有非使用者的8%。

该研究的主要缺陷在于对照的选择。在非肿瘤死因的对照中可能有较高比例是死于心血管疾病，所以对照中有较多数量的患者使用洋地黄类药物。即使肿瘤死亡病例的洋地黄类药物使用情况等于普通人群水平（例如在没有关联时），选择这样的对照也会得到该药物具有明显保护作用的结果。事实上，后续研究选择了更合适的对照来研究洋地黄类药物和肿瘤的关系，结果提示肿瘤发生风险有轻度增加（Friedman，1984）。

6.6. 研究年轻妇女使用口服避孕药（没有其他危险因素）与发生心肌梗死的关联时需要利用以下数据：

	病例（%）	对照（%）
只使用口服避孕药	5.4	4.5
无危险因素	18.9	64.0
	相对危险度 = $\dfrac{5.4/18.9}{4.5/64.0}$ =4.1	

结果表明只使用口服避孕药而没有其他危险因素的年轻妇女发生心肌梗死的风险增加了4倍。病例和对照中没有任何心肌梗死危险因素者的比例差异很大，如果忽略这一点而只是简单地比较使用口服避孕药而没有其他危险因素者的比例会导致错误的结论。

6.7. 研究者在分析时忽略了接受体外受精的妇女在登记和初次促排卵治疗之间的人时（如果在此期间被诊断出肿瘤，则一定会被归为没有接受体外受精组）。由于在计算非体外受精妇女的肿瘤发生率时没有包括促排卵治疗开始前的时间，其发生率就被高估了，因此也就低估了接受体外受精妇女发生肿瘤的相对危险度。

参考文献

Avorn J, Everitt DE, Weiss S. Increased antidepressant use in patients prescribed ß-blockers. *JAMA* 1986;255:357–360.

Barker MG. Psychiatric illness after hysterectomy. *Br Med J* 1968;2:91–95.

Beral V, Colwell L. Randomized trial of high doses of stilboestrol and esthisterone therapy in pregnancy: Long-term follow-up of the children. *J Epidemiol Community Health* 1981;35:155–160.

Bernstein HN. Chloroquine ocular toxicity. *Surv Ophthalmol* 1967;12:415–417.

Bibbo M, Gill WB, Freidoon A, et al. Follow-up study of male and female offspring of DES-exposed mothers. *J Obstet Gynecol* 1977;49:1–8.

Boivin JF, Hutchison GB. Leukemia and other cancers after radiotherapy and chemotherapy for Hodgkin's disease. *J Nat Cancer Inst* 1981;67:751–760.

Bright RA, Everitt DE. ß-blockers and depression: Evidence against an association. *JAMA* 1992;267:1783–1787.

Brinton LA, Hoover RN, Szklo M, et al. Menopausal estrogen use and risk of breast cancer. *Cancer* 1981;47:2517–2522.

Chen C-L, Weiss NS, Newcomb P, et al. Hormone replacement therapy in relation to breast cancer. *JAMA* 2002;287:734–741.

Chow WH, Finkle WD, McLaughlin JK, et al. The relation of gastroesophageal reflux disease and its treatment to adenocarcinomas of the esophagus and gastric cardia. *JAMA* 1995:274:474–477.

Colin-Jones DG, Langman MJ, Lawson DH, et al. Postmarketing surveillance of the safety of cimetidine: 12 month mortality report. *Br Med J* 1983;286:1713–1716.

Dublin S, Rossing MA, Heckbert SR, et al. Risk of epithelial ovarian cancer in relation to use of antidepressants, benzodiazopines, and other centrally acting medications. *Cancer Causes Control* 2002;13:35–45.

Farrington P, Pugh S, Colville A, et al. A new method for active surveillance of adverse events from diphtheria/tetanus/pertussin and measles/mumps/rubella vaccines. *Lancet* 1995;345:567–569.

Friedman GD. Digitalis and breast cancer. *Lancet* 1984;2:875.

Friedman GD. Monitoring of drug effects in outpatients: Development of a program to detect carcinogenesis. In Ducrot H et al. (eds), *Computer Aid to Drug Therapy and to Drug Monitoring*. Amsterdam: North-Holland, 1978:55–62.

Gerstman BB, Lundin FE, Stadel BV, et al. A method of pharmacoepidemiologic analysis that uses computerized Medicaid. *J Clin Epidemiol* 1990a; 43:1387–1393.

Gerstman BB, Freiman JP, Hine LK. Use of subsequent anticoagulants to increase the predictive value of Medicaid deep venous thromboembolism diagnosis. *Epidemiol* 1990b;1:122–127.

Goldin AG, Safa AR. Digitalis and cancer. *Lancet* 1984;1:1134.

Gracie WA, Ransohoff DF. The natural history of silent gallstones: The innocent gallstone is not a myth. *N Engl J Med* 1982;307:798–800.

Greene MH, Boice JD, Greer BE, et al. Acute nonlymphocytic leukemia after therapy with alkylating agents for ovarian cancer: A study of five randomized clinical trials. *N Engl J Med* 1982;307:1416–1421.

Greenland S, Thomas DC. On the need for the rare disease assumption in case-control studies. *Am J Epidemiol* 1982;1116:547–553.

Heckbert SR, Stryker WS, Coltin KL, et al. Serum sickness in children after antibiotic exposure estimates of occurrence and morbidity in a health maintenance organization population. *Am J Epidemiol* 1990;132:336–342.

Herbst AL, Ulfelder H, Poskanzer DC. Adenocarcinoma of the vagina: Association of maternal stilbestrol therapy with tumor appearance in young women. *N Engl J Med* 1971;284:878–881.

Herrinton LJ, Weiss NS. Postmenopausal unopposed estrogens: Characteristics of use in relation to the risk of endometrial carcinoma. *Ann Epidemiol* 1993;3:308–318.

Hoover R, Fraumeni JR. Risk of cancer in renal-transplant recipients. *Lancet* 1973;2:55–57.

Hoover R, Glass A, Finkle WD, et al. Conjugated estrogens and breast cancer risk in women. *J Natl Cancer Inst* 1981;67:815–820.

Horwitz RK, Feinstein AR. Alternative analytic methods for case-control studies of estrogens and endometrial cancer. *N Engl J Med* 1978;299:1089–1094.

Jick H, Hunter JR, Dinan BJ, et al. Sedating drugs and automobile accidents leading to hospitalization. *Am J Public Health* 1981;71:1399–1400.

Jick H, Jick SS, Derby LE. Validation of information recorded on general practitioner based computerized data resource in the United Kingdom. *Br Med J* 1991;302:766–768.

Jick H, Walter AM, Watkins RN, et al. Replacement estrogens and breast cancer. *Am J Epidemiol* 1980;112:586–594.

Juurlink DN, Mamdani M, Kopp A, et al. Drug-drug interactions among elderly patients hospitalized for drug toxicity. *JAMA* 2003;289:1652–1658.

Kelly JP, Auquier A, Rzany B, et al. An international collaborative case-control study of severe cutaneous adverse reactions (SCAR): Design and methods. *J Clin Epidemiol* 1995;48:1099–1109.

Kelsey JL, Fisher DB, Holford TR, et al. Exogenous estrogens and other factors in the epidemiology of breast cancer. *J Natl Cancer Inst* 1981;67:327–333.

Kernan WH, Viscoli CM, Brass LM, et al. Phenylpropanolamine and the risk of hemorrhagic stroke. *N Engl J Med* 2000;343:1826–1832.

Koepsell TD, Weiss NS. *Epidemiologic Methods: Studying the Occurrence of Illness*. New York: Oxford; 2003.

Lanier AP, Noller KL, Decker DG, et al. Cancer and stilbestrol: A follow-up of 1,719 persons exposed to estrogens in utero and born 1943–1959. *Mayo Clin Proc* 1973;48:793–799.

Lis Y, Mann RD. The VAMP research multi-purpose database in the U.K. *J Clin Epidemiol* 1995;48:431–443.

Lovastatin Study Group III. A multicenter comparison of lovastatin and cholestyramine therapy for severe primary hypercholesterolemia. *JAMA* 1988;260:359–366.

Maclure M. The case-crossover design: A method for studying transient effects on the risk of acute events. *Am J Epidemiol* 1991;133:144–153.

Mann JI, Inman WHW. Oral contraceptives and death from myocardial infarction. *Br Med J* 1975;2:245–248.

Marks JS, Halpin TJ. Guillain-Barre syndrome in recipients of A/New Jersey influenza vaccine. *JAMA* 1980;243:2490–2494.

Meade TW, Greenberg G, Thompson SG. Progestogens and cardiovascular reactions associated with oral contraceptives and a comparison of the safety of 50- and 30μg oestrogen preparations. *Br Med J* 1980;1157–1161.

Messer J, Reitman D, Sacks HS, et al. Association of adrenocorticosteroid therapy and peptic-ulcer disease. *N Engl J Med* 1983;309:21–24

Miller RR. Drug surveillance utilizing epidemiologic methods: A report from the Boston collaborative Drug Surveillance Program. *Am J Hosp Pharm* 1973;30:584–592.

Mitchell AA, Goldman P, Shapiro S, et al. Drug utilization and reported adverse reactions in hospitalized children. *Am J Epidemiol* 1979;110:196–204.

Murphy TV, Gargiullo PM, Massoudi MS, et al. Intussusception among infants given an oral rotavirus vaccine. *N Engl J Med* 2001;344:564–572.

Myers BD, Ross J, Newton L, et al. Cyclosporine-associated chronin nephropathy. *N Engl J Med* 1984;311:699–729.

O'Meara ES, Rossing MA, Daling JR, et al. Hormone replacement therapy after a diagnosis of breast cancer in relation to recurrence and mortality. *J Natl Cancer Inst* 2001;93:754–762.

Ray WA. Evaluating medication effects outside of clinical trials: New-user designs. *Am J Epidemiol* 2003;158:915–920.

Ray WA, Griffin MR. Use of Medicaid data for pharmacoepidemiology. *Am J*

Epidemiol 1989;129:837–849.
Reimer RR, Hoover R, Fraumeni JF, et al. Acute leukemia after alkylating-agent therapy of ovarian cancer. *N Engl J Med* 1977;297:177–181.
Rosenberg L, Mitchell AA, Parsells JL, et al. Lack of relation of oral clefts to diazepam use during pregnancy. *N Engl J Med* 1983;309:1282–1285.
Ross RK, Paganini-Hill A, Gerkins VR, et al. A case-control study of menopausal estrogen therapy and breast cancer. *JAMA* 1980;243:1635–1639.
Schairer C, Lubin J, Troisi R et al. Menopausal estrogen and estrogen-progestin replacement therapy and breast cancer risk (United States). *JAMA* 2000;283:485–491.
Schumacher MC, Jick SS, Jick H, et al. Cimetidine use and gastric cancer. *Epidemiol* 1990;1:251–254.
Selby JV, Friedman GD, Fireman BH. Screening prescription drugs for possible carcinogenicity: Eleven to fifteen years of follow-up. *Cancer Research* 1989;49:5736–5747.
Shiono PH, Mills JL. Oral clefts and diazepam use during pregnancy. *N Engl J Med* 1984;311:919–920.
Silverberg SG, Makowski EL, Roche WD. Endometrial carcinoma in women under 40 years of age. *Cancer* 1977;39:592–598.
Skegg DCG, Doll R. Record linkage for drug monitoring. *J Epidemiol Community Health* 1981;35:25–31.
Skegg DCG, Richards SM, Doll R. Minor tranquilizers and road accidents. *Br Med J* 1979;1:917–919.
Smalley WE, Ray WA, Daugherty JR, et al. Nonsteroidal anti-inflammatory drugs and the incidence of hospitalizations for peptic ulcer disease in elderly persons. *Am J Epidemiol* 1995;141:539–545.
Staffa JA, Chang J, Green L. Cerivastatin and reports of fatal rhabdomyolysis. *N Engl J Med* 2002;346:539–540.
Stanford JL, Weiss NS, Voigt LF, et al. Combined estrogen and progestin hormone replacement therapy in relation to risk of breast cancer in middle-aged women. *JAMA* 1995:274:137–142.
Stern S, Altkorn D, Levinson W. Anticoagulation for atrial fibrillation. *JAMA* 2000;283:2901–2903.
Strand LM, West R. Health databases in Saskatchewan. In Strom BL, ed. *Pharmacoepidemiology*. New York: Churchill Livingstone;1989:189–200.
Thiessen BQ, Wallace SM, Blackburn JL, et al. Increased prescribing of antidepressants subsequent to β-blocker therapy. *Arch Intern Med* 1990;150:2286–2290.
Venn A, Watson L, Lumley J, et al. Breast and ovarian cancer incidence after infertility and in vitro fertilization. *Lancet* 1995;346:995–1000.

Weinmann S, Glass AG, Weiss NS, et al. Use of diuretics and other antihypertensive medications in relation to the risk of renal cell cancer. *Am J Epidemiol* 1994;140:792–804.

Weiss NS, Sayvetz TA. Incidence of endometrial cancer in relation to the use of oral contraceptives. *N Engl J Med* 1980;302:551–554.

Wysowski DK, Swartz L. Adverse drug event surveillance and drug withdrawals in the United States, 1969–2002. *Arch Intern Med* 2005;165:1363–1369.

Zimmerman HJ, Lewis JH, Ishak KG, et al. Tircynafen-associated hepatic injury: Analysis of 340 cases. *Hepatology* 1984;4:315–323.

（沈娜　杭栋 译）

7
疾病自然史

疾病的自然史研究是在无任何治疗或干预措施的前提下（这些治疗措施会对疾病结局的发生产生影响），研究已经具有某些症状、体征或状态的人群中健康相关结局事件的发生情况。

通过研究疾病的自然史，人们可以制定出合理的筛查策略以在那些已经具有某些症状、体征或状态的人群中早期发现不良结局事件。例如，通过对早期宫颈上皮内瘤样病变进展为晚期病变或浸润性宫颈癌概率的研究，可以确定早期上皮内瘤样病变患者再次体检的时间。同样，对于胃溃疡后接受手术治疗的患者，是否要对其进行定期的残胃内窥镜检查以发现并治疗早期胃癌，也在很大程度上取决于术后残胃的胃癌发生率。

自然史研究对于确定是否有必要对某些症状（或体征）进行治疗，以及评估其疗效也很重要。例如，一名无症状的患者，在常规体检中发现高钙血症。在进一步的检查中除甲状旁腺激素水平增高外，并未发现其他引起血钙增高的病因。此类患者的疾病发生率及死亡率相关数据，将有助于医生决定是否对其实施激进的治疗方案（甲状旁腺切除术）或是保守治疗。又如，对于急性中耳炎后继发双侧中耳积液的儿童，医生要决定是否在其耳内放置鼓膜造孔插管。由于中耳积液的儿童往往存在一定程度的传导性听力损伤，而传导性听力的丧失会影响儿童的学习能力，比如有人认为，儿童在双侧中耳积液数周或数月后，其语言功能的发展会受到损害。然而，鼓膜造孔插管既昂贵，且对身体也有损伤。因此在放置之前，就有必要了解持续性积液是否真的会影响儿童的语言能力，以及影响程度如何。

在辅助医生确定治疗方案方面，疾病的自然史研究还有另外一项功能。由于可行性的原因，随机对照试验及其他评估疗效的研究不可能在所有人群中开展。在开展疗效研究时，为了保证内部效度，不可避免地要规定一些入选标准（例如人口学指标、疾病种类或其他因素）。但人们也想知道该治疗在那些没有达到入选标准的患者中效果如何。这样，我们就可以通过在未入选患者中开展疾病自然史研究来获得一些线索。入选患者和未入选患者的疾病自然史越相似，入选患者中的研究结果就越能够推论至未入选患者人群。

案例： 在白人男性和黑人男性高血压患者中开展的随机对照试验表明，降压治疗可有效降低心血管疾病的死亡率（Collins and Petò，1994）。现在有一名 64 岁的日本裔美国人患有高血压，如果对其进行降压治疗，会取得同样的疗效吗？对于日本裔美国男性，并没有类似的随机对照研究数据。要想知道降压治疗对这名患者的疗效，我们就可以利用疾病自然史研究，即日本男性人群中血压水平与心血管病死亡率之间相关性的研究。研究显示日本裔男性的心血管死亡率与血压水平存在强关联（Yano et al.，1984）。此时，我们就有理由相信降压治疗可以降低该患者的心血管疾病死亡风险。

最后，依据疾病自然史的研究结果，医生可以向患者解释其所患疾病的可能后果以及该后果发生的概率，从而给患者提供一定的咨询帮助。

自然史研究的研究设计

最常见的自然史研究设计是在已经具有特定症状、体征和状况的人群中监测结局事件的发生情况，然后将该发病率与另一相似但无症状的对照人群和/或全人群的总体发病率进行比较。正如评价诊断试验或治疗方法的队列研究一样，这种类型的队列（随访）研究可以是前瞻性的，也可以是回顾性的。例如，从 1975 年开始，波士顿中耳炎研究小组的研究者前瞻性地监测了一个新生儿队列的急性中耳疾病的发病率以及中耳积液的发生情况（Teele et al., 1984）。3 年后，他们在该队列的抽样人群中评估了儿童说话及语言功能的发育情况。与之相反，凯撒基金医疗保险机构的研究者用回顾性方式研究了高钙血症的自然史。研究者于 1976 年在上述人群中寻找 1964—1973 年间进行过多次健康体检并发现两次以上血钙水平异常的人（Rubinoff et al., 1983）。回顾其就诊记录，排除继发性高钙血症患者，然后对其余患者至 1976 年间一系列症状和疾病的发生情况进行了评估。

要想知道某一终点结局在具有特定症状、体征或状况的人群中发生率是否不同于其他人群，就需要与其他人群进行结局事件发生率的比较。通常，对照人群应为病例来源人群中的无症状者。比如，罹患中耳积液的儿童 3 岁时说话和语言功能的发育情况可以与同一目标人群中未患中耳积液的儿童进行比较。高钙血症患者的相关症状及疾病进展可以与多次体检中血钙水平正常的人群进行比较。

另外，在疾病自然史的队列研究中，有时需要将队列内的数据与队列之外人群的数据进行比较。例如，在一项研究中，将明尼苏达州奥姆斯特德（Olmsted）郡梅奥（Mayo）诊所里胃溃疡手术患者胃癌发病率与整个奥姆斯特德郡的居民发病水平进行比较（Schafer et al., 1983）。然而，在分析和解释这类研究结果时必须要考虑到，在收集首次发病资料或后续随访过程中，各比较组间结局事件发生的资料准确性可能存在差异（Weiss and Rossing, 1996）。比如，我们想知道一侧导管性乳腺原位癌是否增加另外一侧乳腺的癌变率。此时，如果将乳腺癌患者另外一侧乳腺的癌变率与利用全人群发病水平计算的期望发病率进行比较，就会使结果很难解释。原因如下：

1. 当患者被诊断为一侧患有原位癌时，另外一侧的乳腺无疑将会得到彻底检查。只有确定另外一侧没有患病的患者才能纳入研究，而对照人群中的绝大部分人都几乎不可能进行这种筛查。其结果就是，无论真实情况如何，在一定的时间段内，患有乳腺原位癌的患者对侧乳腺癌发病率看起来都会比较低，而这只是入组前彻底排查的结果。
2. 另一方面，在单侧乳腺癌确诊后的一段时间内，相对于普通人群，乳腺癌患者会更倾向于对对侧乳腺进行密集检查（如自检、临床检查、乳房X线检查），这会导致队列中乳腺原位癌患者对侧乳腺癌发病率虚高。

由于上述两种来源的偏倚几乎不可能被量化，因此为了尽量减少该偏倚的影响，通常的办法是把随访监测限制在特定时间段内，比如起始于首次诊断后的一年或数年。以对侧乳腺癌的研究为例，开始随访监测与首次诊断乳腺癌之间的时间跨度应该足够长，因为：

1. 当病例组的患者被初次诊断罹患乳腺癌时，对照人群中可能也存在一些患病者，只不过由于未接受筛检而未被发现。当把监测起始时间推至病例首次诊断后的一至数年时，这些混在正常人群中的患病者可能会因症状出现而被发现，并被排除在正常对照之外。
2. 距离首次诊断的时间越长，对乳腺原位癌患者的检查密度就会越低。这时，病例和对照的筛检强度差异将减小或消失。

有些研究将患病率作为某种疾病结局的评估指标，而不是发病率。例如，Kruit 等（2004）纳入了 295 名偏头痛患者和 140 名对照，并对其进行了脑部磁共振成像检查。结果发现 16 名（5.4%）偏头痛患者有后脑部梗死，而只有 1 名（0.7%）非偏头痛患者有后脑部梗死。但这种研究所发现的关联解释起来较为困难，因为无法证明是偏头痛导致了后脑部梗死，还是后脑部梗死导致了偏头痛。有研究者观察到偏头痛的患者在发生卒中时，梗死部位成比例地集中在后脑部（Milhaud et al.，2001），这一发现支持了偏头痛导致后脑部梗死的说法。但是，只有通过比较偏头痛患者和非偏头痛患者的卒中发病率之后，才能确定二者的时序关系（Buring et al.，1995）。

病例对照研究设计也可以用于评估疾病的自然史。首先选择已经发生特定结局事件的人组成病例组，选择相似人群中没有发生结局事件的人构成对照，分析的落脚点是比较两组人群早期症状、体征或特定疾病相关状况的发生率。

案例：Lagergren 等（1999）收集了瑞典的 189 名食管腺癌患者，这些患者约占 1995—1997 年间瑞典诊断出的食管腺癌总病例数的 85%。60% 的患者至少在诊断之前 5 年就存在胃灼热和胃食管反流现象，频率为每周至少一次。而在同时期人口特征相似的瑞典人群中，只有 16% 的人有这种症状（$OR=7.7$）。能证明胃食管反流导致食管腺癌发生的其他证据包括：（1）比值比的 95% 置信区间很窄（5.3～11.4）；（2）关于胃食管反流的调查期限截止于诊断前 5 年，这样就尽可能排除了食管腺癌或其癌前病变引起反流症状这种可能性，保证了因果先后时序；（3）平行进行的食管鳞癌研究并未发现相似的关联。

案例：一项研究对 45 岁以下持续性缺血性脑卒中患者与同年龄人群对照的超声心动图进行了比较（Gilon et al.，1999）。其中，对照组研究对象为癌症患者，在对其进行蒽环类抗生素化疗前（该治疗能降低心脏的收缩力）进行了左心室收缩力检查；并且，研究者认为对照组中的二尖瓣脱垂患病率能够反映病例所在人群的左心室收缩能力。最终研究发现，病例组与对照组的二尖瓣脱垂患病率几乎相同。这表明，不必对二尖瓣脱垂的人进行脑卒中预防治疗。

从疾病自然史的病例对照研究中，我们不能直接获得与某种症状、体征或状态相关的特定结局的发生率，而只能测量已经发生结局事件的人群中上述症状、体征或状态的频率。不过正如第 6 章中所提到的，如果能够获得与结局事件发生率有关的一些辅助信息，我们还是能够利用病例对照研究的数据对发病率进行估计。

自然史研究的数据分析与解释

某种状态与特定结局事件的关联并不一定是因果关系

在自然史研究中，说某种状态是某疾病的"原因"，是指如果消除了患者的该"状态",其出现某种疾病结局的概率就会降低。因此我们有必要明确某可疑症状、体征或状态是否可以引起某种疾病相关的结局事件。如果该症状或体征对疾病结局的发生没有影响,那么就没必要对这些症状进行诊治。

要对某种症状或体征是某个结局事件发生的影响因素下结论,首先需要确定这些症状或体征发生在结局事件之前而不是之后,即需要符合因果推断的时间顺序原则。例如,许多研究发现,血清胆固醇水平低的人群肿瘤发病率高。但要下二者之间存在因果关系的结论还需要明确是否有可能是肿瘤本身在无症状期内造成了低血清胆固醇。因为一些研究(虽然并不是全部)结果已经显示,低胆固醇血症与肿瘤发生的关联仅存在于测量胆固醇水平后的几年内,跟踪更长时间后,关联性就消失了(Salmond et al., 1985)。另一个类似的例子是,进行肾透析的患者中,血清胆固醇浓度低于 160mg/dl 者的全死因死亡率较胆固醇含量高者增加 30%。但实际上,死亡率的升高并不是胆固醇水平降低引起的,真实情况是透析引起的系统性感染和营养不良在降低血清胆固醇水平的同时也增加了患者的死亡率(Liu et al., 2004)。

案例: Kinlen 等 (1985) 开展的一项随访研究探索了原发性低丙球蛋白血症与肿瘤发病的关联。为了排除无症状期的恶性病变导致免疫抑制,从而使丙球蛋白降低这种可能,研究者仅从首次诊断低丙球蛋白血症的两年后开始计算肿瘤的发生。研究结果显示,低丙球蛋白血症使肿瘤发病率升高 5 倍。尽管推后肿瘤发生的计算时间起点使样本量有所下降(初始的 377 名患者中有 61 人在两年内死亡),但其最终结论比不推后计算起始时间所得到的结果要可信得多。

第 6 章详细阐述了进行因果关联推断的原则和要素,其中"关联强度"和"对因果关联的合理生物学解释"两个要素与自然史研究关系紧密。让我们通过下述两个自然史研究来进一步阐述在自然史研究中如何应用上述要素对结果进行解释与判读。

第一个研究对未接受治疗的主动脉瓣关闭不全患者进行了随访,发现他们心绞痛、充血性心力衰竭发病率及死亡率明显升高(Spagnuolo et al., 1971)。

第二个研究对 84 岁以上收缩压或舒张压较低的患者随访 5～7 年，发现他们的死亡率比血压较高的患者要高很多（Boshuizen et al., 1998）。问题出现了，如果对主动脉瓣关闭不全的患者或者低血压的老年患者进行治疗，会在多大程度上改善自然史呢？要回答上述问题，我们必须首先判断瓣膜病变或低血压是否为不良结局事件的原因，或者是否存在某种情况同时导致了病变和后续结局事件的发生，也就是这两个事件之间并非因果关系，而是均为另外某一个因素的结果。在 Spagnuolo 等的研究中，虽然所有主动脉瓣关闭不全的患者都曾经患有风湿热，但对于风湿热后遗症的认识已经很充分，可以确定风湿热本身不会引起心绞痛、心力衰竭等后果，因此，可以认为主动脉瓣关闭不全是这些患者发生心绞痛和心力衰竭的原因。而我们知道，许多致死性慢性疾病都可引起低血压。实际上，第二个研究的研究者调整了其他一些不良健康状况相关因素后（例如心肺疾病或癌症），老年人低血压与死亡率升高之间的关联就消失了（Boshuizen et al., 1998）。

症状、体征或某种状态与结局事件的关联在不同类型患者之间可能存在差异

多数疾病的自然史在患者与患者之间存在较大差异。例如，有些高血压患者会在很短的时间内出现眼部和肾损伤，而有些高血压患者则可能很长时间都不出现并发症；有些患转移性乳腺癌的妇女会在短期内死亡，但有些转移患者则会存活十几年。

研究自然史的目的之一是在疾病早期阶段对疾病的预后情况进行判断，预测哪些患者预后好，哪些患者预后不好。为达到这一目的，需要根据疾病特点或患者自身特点将患者进行分组，并对各组患者的疾病自然史进行监测。

案例：研究者通过随访，探索患有未破裂颅内动脉瘤患者的自然史（International Study of Unruptured Intracranial Aneurysms Investigators, 2003）。在 1028 例动脉瘤直径小于 7mm 的患者中，有 7 人在 4 年的随访期内发生动脉瘤破裂。对于动脉瘤更大的患者，破裂发生率更高，且

发生率随着动脉瘤直径增大而稳定升高。基于这一结果，作者认为即使不对小动脉瘤（小于7mm）进行处理，其所致的发病及死亡风险也不高于外科或血管内修复术后的上述风险，因此对于小动脉瘤患者，往往不推荐采取外科干预措施。同样，Law等（1994）通过比较13项腹主动脉瘤患者的队列研究结果，认为只有直径大于等于6cm的动脉瘤才应该采取手术治疗。直径大于等于6cm的动脉瘤在发现后的1年内发生破裂的风险超过9%（其中90%的患者会死亡），高于预期的手术治疗后的死亡率（5%）。较小的动脉瘤破裂风险则相对低很多，因此对于这些患者，建议进行超声监测，当动脉瘤直径超过6cm的界限值时推荐采取外科治疗。随后开展的一项随机对照试验确认了上述结论。该研究以直径小于6cm的腹主动脉瘤患者为研究对象，发现与仅进行监测相比，早期采取手术治疗并不能降低小动脉瘤患者的死亡风险（Lederle et al.，2002；United Kingdom Small Aneurysms Trial Participants，2002）。

案例：Ekbom等（1990）通过住院登记系统挑选出在1965—1983年间瑞典中部地区因溃疡性结肠炎住院的患者。利用瑞典全国肿瘤登记系统，研究者收集了截止到1984年底这些患者的肿瘤发生数据。在全结肠炎患者中，儿童时期就已经患过溃疡性结肠炎的患者与成年时才患溃疡性结肠炎的患者相比，在中年时期发生结直肠癌的风险高近10倍。而即使是后者，其结直肠癌发病率也比瑞典普通人群水平高10倍。这些数据表明，一个接近中年的全结肠炎患者：（a）无论结肠炎发生在何时，都应密切地进行肿瘤筛检；（b）如果结肠炎发生在儿童时期，应审慎考虑接受预防性结肠切除术。

案例：Teele等（1984）跟踪调查了一批儿童出生后发生中耳炎和中耳积液的情况，并在他们3岁时对其说话及语言发育水平进行了评估。研究发现，出生第一年的中耳积液持续时间与语言测试表现不佳相关，而后两年的中耳积液时间则未显现出与语言功能发育的相关性。这项研究及其他类似研究的结果对何时应对中耳积液患儿进行鼓膜造孔术治疗产生直接影响。[总结针对这个问题的既往研究结果发现，出生第一年患中耳积液与学前语言发育水平至多存在中等程度的相关性（Paradise et al., 2000）。可能正是因为其关联强度不高，之后开展的随机对照试验未能证明鼓膜造孔插管术对于改善儿童语言发育水平有明显作用（Paradise et al., 2003）。]

案例：局部前列腺癌患者接受手术切除或放射治疗后发生不良反应的风险较高，因此有必要在治疗前就确认哪些患者实际上并不能从中获益而不必接受这些治疗。Chodak 等（1994）对 6 项研究的结果进行了汇总，其研究对象都是接受保守治疗（即未经手术或放射治疗）的男性局部前列腺癌患者。结果发现预后与患者被诊断的肿瘤组织学分级密切相关。1 级或 2 级前列腺癌患者 10 年累积死亡率约为 13%，而 3 级病变患者的相应累积死亡率为 66%（调整了其他生存影响因素）。虽然这些研究不能用来判定手术或者放射治疗能否改善 3 级肿瘤患者的预后，但至少提示我们，对于这部分患者来说，保守治疗的结果显然不够理想。

针对疾病自然史所开展的病例对照研究也能够帮助我们辨别在具有某些症状、体征或状态的人群中是否存在不同亚组，在这些亚组中结局事件的发生风险也存在差异。例如，Dornan 等（1982）开展了一项研究，探索胰岛素依赖型糖尿病患者中不发生视网膜病变患者的特征。他们比较了 40 名视力正常的糖尿病患者（平均病程为 30 年）与出现视网膜病的糖尿病患者（按照糖尿病病程长短与发病年龄进行配对）的体重、血压和吸烟等情况。（此外，他们还通过比较糖尿病确诊后几年内两组患者的血糖水平，间接分析降血糖治疗的疗效。）通过类似的研究设计，Clark 等（1982）利用病例对照研究分析了多发性硬化的"良性"预后因子。

研究对象的某些特征可能会限制研究结果的外推

要评估疾病自然史研究中所发现的关联在多大程度上可以外推至其他人群，就需要应用之前我们谈到的疾病治疗效果研究中所采用的标准进行评估（见第

4章和第6章）。除了考虑研究人群与外推人群结局事件发生率的相似性外，还需考虑两个人群在疾病自然史重要特征方面的一致性如何，比如在这两个人群中是如何确定那些症状或体征的。例如，当给患者提供有关预后的建议时，医生通常都希望能够有来自相似（特别是在与疾病自然史有关的症状、体征方面）人群的数据作为依据。比如，在血液检查时偶然发现的高钙血症患者与因为出现症状（如肾绞痛）就医发现的高钙血症患者，其预后可能有很大不同。

案例：Frank 等（1973）利用一项预付型医疗保险项目对男性心绞痛患者死亡率进行了评估。研究人员回顾了4年内的医疗记录，挑选出25～64岁且有心绞痛症状或体征的男性并对其进行专门的检查，包括详细询问病史和根据病史判断其是否确实患有心绞痛。研究者计算了这些男性心绞痛患者的死亡率，但该结果并不一定适用于新诊断的心绞痛患者人群。我们知道，这一研究的目标人群是4年间曾因心绞痛而就诊的患者，其中包含了大量患病已经很久的患者，而他们的预期寿命很可能短于新发病例。（不过，如果我们的研究目的是比较不同男性心绞痛患者群体是否存在死亡风险方面的差异，即进行分层或亚组分析，那么这一研究所得到的死亡率还是有借鉴意义的。）

案例：儿童热性惊厥与继发非热性惊厥的风险增加具有相关性，但由于抗惊厥治疗可能产生导致行为和认知紊乱的副作用，因此只有确定该治疗能够在很大程度上减少继发惊厥才能应用。为了明确首次热性惊厥发作后继发惊厥的发作频率，Ellenberg 和 Nelson（1980）回顾了与此相关的26项研究，其中7项研究纳入特定人群（例如预付型医疗保险计划所覆盖的儿童群体或者大样本纵向队列研究中的儿童）所有热性惊厥的患儿。这些研究报道的继发一次及以上非热性惊厥的累积发生率介于1.5%～4.6%之间。另外19项研究的研究对象来自医院门诊或转诊中心，其继发非热性惊厥的累积发生率明显高于前述7项研究，介于2.6%～76.9%之间。分析可知，基于大范围全人群开展的研究，其结果更适用于刚刚发生热性惊厥的普通儿童；而基于医院开展的研究，其研究对象发生非热性惊厥的风险本身就较高，所以这样的研究结果会有一定的偏性。

疾病的自然发展过程可能需要一段时间才能显现出来

一种疾病的严重症状可能只有在患病许多年后才会表现出来，因此往往需要较长的随访期来正确地描述其自然史。例如，科研工作者对一个223人的队列进行了平均21年的随访，才使人们认识了早期前列腺癌的自然发展过程（Johansson et al., 2004）。这些男性在诊断后都没有接受肿瘤相关的治疗，除非病情恶化而接受睾丸切除术或雌激素治疗。最初15年随访期间，前列腺癌年死亡率为1.2%～1.8%，但此后上升到4.4/100（95% CI=2.2%～8.8%）。由此结果，研究人员下结论说，针对早期前列腺癌的根治性治疗在预期寿命大于15年的患者中应用价值最大。

问题

7.1. 为了在卒中患者中开展长期的支持项目，并为患者最终的功能康复水平提供更为准确的预测依据，Gresham等（1975）开展研究，希望明确卒中后长期致残的疾病分级和转归模式。我们所熟知的Framingham队列从20世纪50年代早期开始，监测了5000多人心脑血管疾病的发生情况。1972—1974年间，他们收集了这一队列人群中卒中的发病数据。调查发现，过去20多年里共313人发生了卒中，其中有123人尚存活。他们分析了这些卒中存活患者的功能障碍情况及对专业护理的需求，并与队列中其他队列成员（按照年龄、性别配对）进行比较。结果显示，31%的卒中存活患者在日常生活中需要依赖他人帮助，而对照组中这一比例为3%；14%的卒中存活患者住在疗养院或慢性病医院，对照组中这一比例为2%。这项研究是否达到了研究者的既定目的？

7.2. 为了验证子宫内膜异位易使妇女不孕这一假说，Strathy等（1982）开展了一项病例对照研究。他们回顾了100位接受腹腔镜检查而被诊断为不孕的妇女的医疗记录，应用美国生育协会的标准，将其中的 21 位妇女判定为患有子宫内膜异位症。

调查者发现目前临床上诊断子宫内膜异位症的方法灵敏度和特异度都比腹腔镜低。这样，对照组的选择就出现了一个问题，即必须选择同一时期已生育过且接受腹腔镜下输卵管结扎的妇女。最后，研究人员决定在同一时期接受腹腔镜下输卵管结扎的妇女中随机选择 200 名，并且使之与病例组妇女年龄接近，作为对照组。回顾了她们的医疗记录后发现，只有 4 人患有子宫内膜异位症。

a. 根据这些数据，你能够计算患有子宫内膜异位症的妇女相对于其他妇女不孕的危险度吗？如果能，相对危险度是多少？如果不能，为什么？

b. 有批评者认为，尽管研究者付出了努力，但病例组和对照组人群中子宫内膜异位症诊断的确切程度仍缺乏可比性。你认为这种批评的依据是什么？

7.3. Kruit 等（2004）在荷兰的两个城市选取了具有代表性的偏头痛患者作为研究对象，开展了一项偏头痛患者脑梗死（通过磁共振成像确诊）患病情况的研究。研究人员对这两座城市所有 20～60 岁的居民进行了一个简单的问卷调查以对偏头痛进行初筛，初筛阳性者再完成一份更详细的问卷。在最终符合研究制定的偏头痛判定标准的 863 人中，只有 46% 之前曾被医生诊断为偏头痛。

通过查询医疗记录寻找偏头痛患者可能花费较少，因为不需要进行费时耗力的大规模人群调查。但如果研究中只以被医生诊断为偏头痛的患者为研究对象来确定偏头痛患者中的脑梗死患病率，你认为主要的局限是什么？

解答

7.1. 该研究只能回答一个问题：存活的卒中患者比其他人是否具有更严重的功能障碍？（是否值得开展一项正式的研究来回答这样一个问题呢？）这个研究的设计并不能回答作者所关注的卒中自然史问题。而要回答这个问题，则需要从卒中发生时就对 313 例卒中患者的生存和功能状况进行持续监测。这项工作相对于仅评估 1972—1974 年间存活的卒中患者难度更大，并且受技术水平所限，这些卒中患者在 20 世纪 50 年代和 60 年代的功能状态资料的准确性并不理想，甚至有些已经缺失。但要回答作者提出的问题，只能通过这样的研究来实现。

7.2. a.

		不孕妇女	对照
子宫内膜异位症	是	21	4
	否	79	196

相对危险度计算方法（即计算 OR 值）如下：$(21 \div 79) / (4 \div 196) = 13.0$

b. 批评者可能认为，在诊断子宫内膜异位症方面，以检查妇女不孕症为目的和以输卵管结扎为目的的腹腔镜检查可比性较差。如果不对病例组与对照组诊断标准进行标准化，那么这一问题可能确实存在（就此研究而言）。其结果可能会导致明显高估子宫内膜异位症患者罹患不孕症的风险。

7.3. 通常，医生诊断的偏头痛患者其症状可能相对较为严重。如果脑梗死患病率与偏头痛严重程度相关［Kruit 等（2004）的研究结果表明，后脑梗死患病率的确与偏头痛严重程度相关］，那么仅把医生诊断的偏头痛患者作为研究对象将会得出一个虚高的脑梗死患病率。

参考文献

Boshuizen HC, Izaks GJ, van Buuren S, et al. Blood pressure and mortality in elderly people aged 85 and older: A community-based study. *Br Med J* 1998;316:1780–1784.

Buring JE, Hebert P, Romero J, et al. Migraine and subsequent risk of stroke in the Physicians' Health Study. *Arch Neurol* 1995;52:129–134.

Chodak GW, Thisbed RA, Gerber GS, et al. Results of conservative management of clinically localized prostate cancer. *N Engl J Med* 1994;330:242–248.

Clark VA, Detels R, Visscher BR, et al. Factors associated with a malignant or benign course of multiple sclerosis. *JAMA* 1982;248:856–860.

Collins R, Petò R. Antihypertensive drug therapy: Effects on stroke and coronary heart disease. In Swales JD, ed. *Textbook of Hypertension.* Oxford, UK: Blackwell Scientific Publications; 1994:1156–1164.

Dornan T, Mann JI, Turner R. Factors protective against retinopathy in insulin-dependent diabetics free of retinopathy for 30 years. *Br Med J* 1982;285:1073–1077.

Ekbom A, Helmick C, Zack M, et al. Ulcerative colitis and colorectal cancer. *N Engl J Med* 1990;323:1228–1233.

Ellenberg JH, Nelson KB. Sample selection and the natural history of disease: Studies of febrile seizures. *JAMA* 1980;243:1337–1340.

Frank CW, Weinblatt E, Shapiro S. Angina pectoris in men: Prognostic significance of selected medical factors. *Circulation* 1973;47:509–517.

Gilon D, Buonanno FS, Jaffe MM, et al. Lack of evidence of an association between mitral-valve prolapse and stroke in young patients. *N Engl J Med* 1999;341:8–13.

Gresham GE, Fitzpatrick TE, Wolf PA, et al. Residual disability in survivors of stroke: The Framingham Study. *N Engl J Med* 1975;293:954–956.

International Study of Unruptured Intracranial Aneurysms Investigators. Unruptured intracranial aneurysms: Natural history, clinical outcome, and risks of surgical and endovascular treatment. *Lancet* 2003;362:103–110.

Johansson J-E, Andren O, Andersson S-O, et al. Natural history of early, localized prostate cancer. *JAMA* 2004;291:2713–2719.

Kinlen LJ, Webster ADB, Bird AG, et al. Prospective study of cancer in patients with hypogammaglobulinaemia. *Lancet* 1985;1:263–266.

Kruit MC, van Buchem MA, Hofman PAM, et al. Migraine as a risk factor for subclinical brain lesions. *JAMA* 2004;291:427–434.

Lagergren J, Bergstrom R, Lindgren A, et al. Symptomatic gastroesophageal reflux as a risk factor for esophogeal adenocarcinoma. *N Engl J Med* 1999;340:825–831.

Law MR, Morris J, Wald NJ. Screening for abdominal aortic aneurysms. *J Med Screening* 1994;1:110–116.

Lederle FA, Wilson SE, Johnson GR, et al. Immediate repair compared with surveillance of small aortic aneurysms. *N Engl J Med* 2002;346:1437–1444.

Liu Y, Coresh J, Eustace JA, et al. Association between cholesterol level and mortality in dialysis patients: Role of inflammation and malnutrition. *JAMA* 2004;291:451–459.

Milhaud D, Bogousslavsky J, VanMelle G, et al. Ischemic stroke and active migraine. *Neurology* 2001;57:1805–1811.

Paradise JL, Dollaghan CA, Campbell TF, et al. Language, speech sound production, and cognition in three-year-old children in relation to otitis media in their first three years of life. *Pediatrics* 2000;105:1119–1130.

Paradise JL, Dollaghan CA, Campbell TF, et al. Otitis media and tympanostomy tube insertion during the first three years of life: Developmental outcomes at the age of four years. *Pediatrics* 2003;112:265–277.

Rubinoff H, McCarthy N, Hiatt RA. Hypercalcemia: Long-term follow-up with matched controls. *J Chron Dis* 1983;36:859–868.

Salmond CE, Beaglehole R, Prior IAM. Are low cholesterol values associated with excess mortality? *Br Med J* 1985;290:422–424.

Schafer LW, Larson DE, Melton J, et al. The risk of gastric carcinoma after surgical treatment for benign ulcer disease. *N Engl J Med* 1983;309:1210–1212.

Spagnuolo M, Kloth H, Taranta A, et al. Natural history of rheumatic aortic regurgitation. *Circulation* 1971;44:368–379.

Strathy JH, Molgaard CA, Coulam CB, et al. Endometriosis and infertility: A laparoscopic study of endometriosis among fertile and infertile women. *Fertil Steril* 1982;38:667–672.

Teele DW, Klein JO, Rosner BA. The Greater Boston Otitis Media Study Group: Otitis media with effusion during the first three years of life and development of speech and language. *Pediatrics* 1984;74:282–287.

United Kingdom Small Aneurysm Trial Participants. Long-term outcomes of immediate repair compared with surveillance of small abdominal aortic aneurysms. *N Engl J Med* 2002;346:1445–1452.

Weiss NS, Rossing MA. Healthy screenee bias in epidemiologic studies of cancer incidence. *Epidemiology* 1996;7:319–322.

Yano K, Reed DM, McGee DL. Ten-year incidence of coronary heart disease in the Honolulu heart program: Relationship to biologic and lifestyle characteristics. *Am J Epidemiol* 1984;199:653–666.

(王其艳　徐仲尧 译)

8

总结性证据
——系统综述及 Meta 分析

Peter Cummings 和 Noel S. Weiss

20 世纪 80 年代至 90 年代，通过网络进行文献检索已经十分普及，"系统综述"也应运而生。所谓系统综述就是通过总结和归纳现有文献证据来阐明一个或一组相关的科学问题。例如应用系统综述可以比较腹腔镜手术与开腹手术在疝气治疗中的可行性、患者恢复时间长短以及并发症发生情况，从而为临床医生选择治疗策略提供依据（Memon et al., 2003）。进行系统综述时应当全面地搜索与要说明的科学问题相关的文献证据。如果不能收集到全部文献，就要详细描述收集了哪部分文献，并通过表格和文字阐述归纳收集文献的策略和结果。许多系统综述通过定量方法对所收集的相关文献进行归纳和总结，这就是通常所说的"Meta 分析"。

由于系统综述收集和归纳证据的策略十分规范，因此它所得出的结果与结论具有很强的客观性。虽然证据的纳入和排除具有一定主观性，但通过比较不同纳入和排除策略的分析结果，可以评估主观性对结论的影响。系统综述中的 Meta 分析通过合并不同研究的结果以提高统计功效，合并后的统计效力将高于任何一个独立研究，这使得 Meta 分析有可能进行单个研究所无法完成的统计分析，比如进行更多亚组之间的比较等。此外，系统综述或者 Meta 分析还可以为各研究结果之间的差异寻找更科学、更合理的解释。一个科学问题通过 Meta 分析可能产生多个综合的效应估计值（译者注：如合并的 OR 值）。这说明我们所关注的效应（译者注：如变量之间的关联），其性质及程度不同可能随着其他因素的存在和程度不同而发生变化。

案例：1982—1985 年间发表的一系列 Meta 分析均证明发生过心肌梗死的患者应该长期服用 β 受体阻滞剂，可降低其死亡率（Lewis, 1982; Lewis and Ellis, 1982; Yusuf et al., 1985）。这些 Meta 分析总结了 23 个随机对照试验，总样本量达到 20 312 人。与对照组相比，β 受体阻滞剂干预组总体死亡风险较低（$OR=0.77$, $95\%CI=0.70\sim0.85$）。1999 年，另一个 Meta 分析研究对 31 个随机对照试验的结果进行重新归纳，总样本量为 24 974 人。该研究计算得到的合并 OR 值同样为 0.77（$95\%CI=0.69\sim0.85$），与之前的研究结果一致（Freemantle et al., 1999）。

开展一个完整的系统综述研究共需完成如下 8 个主要步骤。

第一步：寻找证据

美国国立医学图书馆拥有一个电子数据库（MEDLINE），收集了选自 4800 多份美国科学期刊的 1200 万篇科学论文，同时还包括 70 多份其他国家的科技期刊。此外，在 OLDMEDLINE 数据库中可检索到另外 200 万篇论文。现在人们几乎可以从世界各个角落利用互联网连接到美国国立医学图书馆的 PubMed 系统进行文献检索（National Center for Biotechnology Information, 2005）。不过，并不是所有的证据都可以在 PubMed 上找到，因为：(1) 1966 年之前的文献 PubMed 收录得并不完整，1950 年之前的文献则完全没有收录；(2) 有时由于索引或检索策略的错误，导致一些文献很难被检索出来；(3) 与健康相关的研究其结果未必都刊载在生物医学杂志上，它们可能出现在政府部门的报告或医药公司的文档资料中，或者根本就没有被公布或发表。

除了 PubMed 之外，还有几个值得推荐的信息资源，例如 EMBASE（多收录欧洲期刊）、PsycLIT、ERIC（主要收录教育方面的文献）、Cochrane Library 等（Bunn et al., 2001）。当搜索信息资源时，通常需要尝试多种搜索关键词的组合才能够保证检索完全（Lefebvre and Clarke, 2001；Haynes et al., 2005）。除了上述信息资源外，我们还可以从教科书、综述以及研究论文的参考文献中寻找到需要的文献信息。最后，在系统综述中，作者应该对检索策略进行详尽的描述，以便其他研究者可以重复其检索过程及结果（Moher et al., 1999；Stroup et al., 2000）。

发表偏倚

所有的系统综述都会存在发表偏倚，原因就是某些证据可能因为某种原因未能发表而无法被检索到。例如，要评价一种新的治疗方案 A 是否比传统治疗方案效果更好。如果那些未能发表的研究所得到的结果恰好与已经发表的研究结果一致，那么不能检索到这些未能发表的文献只会造成统计效率下降而不会使结论产生偏倚。但如果不一致呢？已经有证据证明，那些证明新的治疗方案不如传统方案有效甚至还可能有害的研究往往比较难以被发表（Dickersin et al., 1987；Dickersin, 1990；Dickersin et al., 1992；Easterbrook et al., 1991；Ioannidis, 1998；Egger et al., 2001；Olson et al., 2002）。因此，在进行系统综述时得到的结论就会偏向于新方案更有效（至少是更无害）。这种情况的出现主要有如下几方面原因：(1) 没有相关法规要求制药公司发表全部研究结果，他们当然更希望发表那些得出阳性结果的研究（Dickersin and Rennie, 2003）；(2) 科研工作者也可能更愿意发表新治疗方案更有效的结论；(3) 一些杂志的编辑可能倾向于接收那些得出阳性结果的研究论文。

解决发表偏倚的办法之一就是去寻找那些未发表的证据，但这是极为困难甚至是不可行的。最近，几大主要的医学期刊联名倡议对所有的随机对照试验进行登记（DeAngelis et al., 2004；Rennie, 2004）。那些在纳入研究对象之前没有在计算机系统中登记的研究，其研究结果不会被这些杂志的编辑们考虑接收。这样做的目的就是记录所有的随机对照试验，如果其中一些研究因阴性结果而未能发表，系统综述的研究人员也能够获得相关信息。

即使能够获得那些未发表的研究数据和结果，我们仍需考虑其数据质量（Cook et al., 1993；Egger et al., 2001）。未经发表的研究在方法学上可能不如已发表的研究缜密。这是因为那些已发表的研究，在准备论文时需要详细核查数据和分析，而同行评审又进一步减少了可能存在的错误。

文献证据的纳入标准

系统综述的研究者通常会在寻找证据的过程中阅读几百篇论文的题目、摘要以及几十篇论文和报告的全文。在文献回顾之前就应该制定好文献证据的筛选标准，且不能受文献报道结果的影响。在实际工作中，研究者可以限定仅纳入一种研究设计类型的文献，如随机对照试验。关注点可局限于治疗方案 A 在儿童人群中的疗效问题。在此基础上，系统综述可以比较治疗方案 A 与传统治疗方案疗效的差异，也可以与最新治疗方案 B 进行比较。

第二步：在系统综述中对证据进行描述

在系统综述中，要对所纳入研究的特征以表格的形式加以归纳，以便研究者和读者了解其概况。表格中要设置一个区分各个研究的标志，常用的有第一作者的姓氏、论文发表年份、研究对象的某些特点（如年龄、性别分布或疾病种类、严重程度）和研究的设计类型等。表格中最重要的内容是展示评估关联时涉及的变量。例如，随机对照试验应该展示样本量以及出现终点结局的绝对人数，或反映其分布情况的统计量（适用于终点结局为连续变量的情况）。对于非随机对照研究，比如病例对照研究或队列研究，应列出每个独立研究的关联效应值（如调整后的 *OR* 值和 *RR* 值），同时还应该给出反映统计分析可靠性的关键指标，如 95% 置信区间。通常，已发表的论文中信息量都很大，即使不能从文中直接找到上述指标，系统综述的作者有时也可以从文献中的原始数据自行构建出上述指标来，比如关联强度及其置信区间。

Meta 分析通过对表格数据进行数字化的总结，以实现对不同研究或不同人群的研究结果进行合并估计。如果源文献的作者未在文中提供必需的关键数据，例如四格表中的具体数值、调整后的关联指标点值及其置信区间等，Meta 分析的总结和归纳就不可能进行。不过即使不能进行精确的 Meta 分析，系统综述还是可以对其进行一定程度的总结。如果所有源文献表格中的数据结果都指向同一方向的关联，那么系统综述也可得出较为肯定的结论。但如果源文献的数据及结论参差不齐、方向不一，系统综述就很难得出肯定结论。

上述第一步和第二步为系统综述与 Meta 分析所共有。完成第二步后，系统综述只需对数据及结论进行综合解释并加以讨论即可完成，但 Meta 分析则需继续进行后续步骤。

第三步：选择关联的汇总指标

Meta 分析的研究者需要选择一个统计指标来对因素 X 和结局变量 Y 间的关联进行汇总。通常这种统计指标分为两类：比率（ratio）和差异（difference）的绝对数值。对于二分变量，如生存或死亡，通常采用比率表示，如比值比（odds ratio）、风险比（risk ratio）和率比（rate ratio）。而风险（或率）的绝对差异也同样可以用于二分类变量。如果研究对象可以反复发生终点结局事件，比如跌倒或者泌尿系感染，那么可以基于"人时"统计事件发生总次数，计算率比或率差。当结局变量为连续变量时，如血压或者血胆固醇水平，则可以选择均值差异作为汇总指标。

比值比作为汇总指标的局限

比值比（odds ratio）是一个平衡性很好的指标，这使得它在统计学上有着独特优势。比如无论怎么对暴露或结局进行分组，以暴露组为参照组得到的比值比总是以非暴露组为参照组得到的比值比的倒数。而且当结局事件的发生概率很低时，比值比又可以作为风险比的良好估计，这种情况下比值比就可以被明确地解释为风险比。需要指出的是，当结局事件的发生比例超过 10% 时，比值比则不能近似为风险比（除非风险比接近 1）。在这种情况下，比值比与风险比差异较大，对比值比进行解释的难度也较大。因此，我们建议在结局事件发生率很高的情况下，尽量避免使用比值比作为 Meta 分析的汇总指标（Welch and Koepsell，1995；Sackett et al.，1996；Altman et al.，1998；Schwartz et al.，1999）。

结局变量为量纲不同的连续变量

有时，研究所关注的结局指标为连续变量且不同研究使用的量纲不同，例如对抑郁、疼痛或呼吸困难程度的评分。如果不把这些连续变量转换成统一的量纲，而是直接对各研究结果进行 Meta 分析，则会产生很大问题。常用的统一量纲的方法是对各研究组间差异的均值进行标准化，具体来说就是用干预组和对照组结局变量得分差的平均值除以两组合并后的组内标准差（或者对照组的标准差）（Hedges and Olkin，1985；Deeks et al.，2001）。这样就将每个研究的结果都有效地转换成该研究自身标准差的倍数。不过这种标准化的方法必须满足一定的前提假设，也就是所有研究的结局变量（如得分）的变异程度（标准差）相同。但在实际分析过程中，有时由于各研究之间结局变量测量方面存在差异，导致 Meta 分析的研究人员不能验证上述前提假设是否成立。

由于不同研究的目标人群对治疗的反应或反应的程度不同，总体上不推荐将上述标准化后的指标作为治疗反应 Meta 分析的汇总指标。原因有二：首先，如果采用以标准差的倍数为单位的指标作为汇总指标，其临床意义通常较难解释；其次，各研究间标准化指标的差异可能是因为各研究间结局变量分布不同造成的，这样，后续的异质性分析、关联汇总以及整体分析的精确性都会发生偏倚（Greenland et al.，1986；Greenland，1987；Greenland et al.，1991；Cummings，2004）。

第四步：统计方法的选择

本书并不对 Meta 分析所涉及的统计方法进行详细介绍，有关各种统计方法的基本原理和适用范围等细节可以参考相关论著或论文（Greenland，1987；Fleiss，1993；Greenland，1998；Sutton et al.，2000；Deeks et al.，2001）。本书只对一些方法的应用特点进行概述。

虽然可以利用回归的方法进行 Meta 分析（Thompson and Higgins，2002），但目前通常采用的还是分层分析的方法。进行分层分析主要包括如下两个步骤：(1) 获得各个研究的效应指标的点估计值及其方差；(2) 选定一个合适的方差值对上述点估计值进行加权，并以此为基础计算合并的效应估计值。相对于回归的方法，分层分析的优点在于：(1) 分层分析对于研究者以及读者而言都清晰易懂；(2) 在结局事件发生率很低的情况下，这种方法的分析效率更高。

当结局变量为二分类变量时，通常采用 Mantel-Haenszel 法对比值比和风险比进行汇总合并；即使结局事件发生率很低，这种方法的分析效率依然很理想（Mantel and Haenszel，1959；Greenland and Robins，1985；Emerson，1994；Rothman and Greenland，1998；Deeks et al.，2001；Newman，2001）。有时 Peto 和 Yusuf 法也可以用来对比值比进行汇总，但总体上与 Mantel-Haenszel 法的效率接近（Yusuf et al.，1985；Emerson，1994；Deeks et al.，2001）。方差倒数法（inverse variance method）的基本思想是对每一个研究进行效应估计时所得到的方差取倒数，以此为基础对各研究的效应估计值进行加权，最终求出各研究比值比或风险比点估计值取对数后的合并值。这种方法适用于可以获得比值比或风险比及其相应方差估计值的研究。不过，那些只给出用于计算比值比或风险比的四格表数字，却未能提供比值比或风险比方差估计值的研究，不能应用方差倒数法进行效应值的合并（Sutton et al.，2000；Deeks et al.，2001）。需要指出的是，方差倒数法同样可以应用于对连续变量的汇总和合并。

第五步：探索研究之间的差异（异质性）

Meta 分析中所纳入的研究通常都是对同一种效应进行估计，而各研究结果之间又往往存在差异。在 Meta 分析中，寻找并解释这种差异比汇总各研究的结果更为重要（Thompson，1994；Colditz et al.，1995；Greenland，1998；

Thompson，2001）。假设一种治疗方案 A 在女性中可以使不良结局事件减少 50%（风险比 =0.5），但在男性群体中会使这种不良结局事件增加 1 倍（风险比 =2）。如果把数量和样本量相似，但单独在男、女性人群中开展的研究进行合并，其总体效应估计值会很接近于 1，而这一结果实际上不会对任何人群有意义。更严重的是这种粗糙的合并会掩盖治疗方案 A 对女性群体的益处以及对男性群体可能造成的危害。

研究人员首先可以通过图表对各研究结果的差异进行大体评估。比如绘制出各研究效应估计点值（比如风险比）及其 95% 置信区间的图形，这样可以很容易地发现那些比较明显的差异或波动。而要精确判断各研究之间的差异，则需要借助统计检验。当 P 值小于 0.05 时，表示各研究之间存在明显的异质性（Fleiss，1993；Sutton et al.，2000；Deeks et al.，2001）。上述同质性检验所得到的 P 值不仅取决于研究结果之间差异的大小，同时也受纳入分析的研究数量、各研究样本量以及各研究中结局事件发生频率的影响。不过，当一个 Meta 分析纳入的研究数量小于 10 时，上述统计分析的效率是较低的。除非各研究结果间的差异很大，否则即使确实存在明显的异质性，统计检验所得到的 P 值也可能达不到统计学显著性界值。不过一种通过计算 I^2 对异质性进行检验的统计方法却能够在一定程度上克服上述不足，因为它的统计过程并不依赖于纳入的研究数量（Higgins et al.，2003）。

探索各研究之间的异质性并不能完全依赖于 P 值。可能造成异质性的原因有很多，比如各研究人群年龄、性别分布差异，研究设计差异，暴露判定标准或干预方案差异，重要变量基线水平差异（比如血胆固醇或血压水平）以及随访时间长短等。因而充分理解研究对象特点是指导亚组分析的基础。例如，有理由怀疑某种治疗在儿童和成人中的效果是有差异的，那么就必须分别对儿童和成人这两个群体分开进行效应汇总。如果分组分析证明治疗效应在各年龄组间无差异，那么这一发现也是有意义的。

在 Meta 分析中，除了干预或暴露方面的信息外，各研究之间异质性的来源是另一个值得关注的信息。Schulz 和他的同事开展了一项研究，以揭示随机对照试验的设计是否会导致效应强度的差异（Schulz et al.，1995）。他们系统地核查了33个Meta分析中所涉及的250个随机对照试验研究，试验均以妊娠指标为结局变量。在这些随机对照研究中，所有的结局事件都是不良事件，而33个Meta分析得到的合并效应都提示治疗具有减少不良结局的作用，即 OR 值小于1。进一步分析发现，非双盲研究所得出的治疗效应比采用了双盲设计的研究有所增强，不良事件的发生率平均降低17%（95%CI=4%～29%）。与有效隐藏了分组方案的研究相比，未能有效隐藏分组方案的研究所得到的治疗 OR 值平均低41%（95%CI=27%～52%）。通过这样一个 Meta 分析，研究者揭示了某些随机对照试验的设计要素对获得无偏倚的研究结果非常重要。

质量评分

目前，用于随机对照试验的质量评分系统多达十几种。这些评分系统都是对研究设计及结果报告的不同方面赋予相应权重和分值，然后对各项分值进行加和得到最终的质量总评分。一些 Meta 分析依据这样的评分对纳入的研究进行分组、剔除或者给予不同的权重系数。然而，研究已经证明，有些重要的因素却并没有被包括在质量评估指标中（Emerson et al., 1990., Jüni et al., 1999; Balk et al., 2002），例如上文提到的影响研究质量的重要因素——双盲设计（Schulz et al., 1995; Jüni et al., 2001 a，b）。因此，在进行质量评估时不能只注重研究的总评分，而要把影响研究质量的设计要素作为各研究间异质性的可能来源进行单独评价（Greenland，1994）。

固定效应与随机效应

利用 Mantel-Haenszel、Peto-Yusuf 或方差倒数法对各研究进行合并汇总都是建立在同一个研究假设之上，即认为各人群中干预与结局之间的关联是一致的。因此，上述方法也可称为"固定效应"方法。这些方法均认为，各研究得到的结果之所以存在程度的差异，是由于单个研究的样本量总是有限的，抽样误差使这些研究的结果总在一个真实的范围内波动。"固定效应"的实质是评估所综述人群的有代表性样本的暴露水平效应。

当研究间的异质性确实客观存在时，那么各研究的差异不仅是因为存在抽样误差，也因为真实存在的异质性。"随机效应"方法是评估暴露和结局的总体关联，这个方法假设各个研究中评估的效应的"真实值"是一个假想人群中该效应的随机样本。在这一假想人群中，各个研究的效应具有某种特定分布（如正态分布）（Mosteller and Colditz, 1996）。基于这一假设，"随机效应"方法对研究之间的方差进行估计，并把这一估计值合并入每个研究各自的方差中（Dersimonian and Laird, 1986; Fleiss, 1993）。因此，当研究间的异质性较大时，利用随机效应方法合并出的汇总效应值更接近于"平均水平研究"或"代表性研究"所揭示的效应值，但不一定是在"代表性样本"中所得到的效应值。（译者注：固定效应认为各研究样本同质而研究间差异仅由抽样误差所致，因此效应汇总值趋近的是在"代表性样本"中得到的效应值；与之对应，随机效应认为各研究间确实存在异质性并对其进行统计处理，其效应汇总值趋近的是"平均水平研究"或"代表性研究"而非"代表性样本"。）

　　随机效应方法的统计过程中加入了额外的研究间变异成分，这会使最终的合并效应估计值的置信区间变宽，因此有时它被认为是一种比较保守的估计方法。但由于这种方法会在每一个研究的内部变异基础上加上一个固定的研究间变异，其结果就是使汇总过程中各研究的权重变得更均衡。加权方式的差异可能使随机效应方法的结果比固定效应法的结果更加远离无效假设（Poole and Greenland, 1999; Egger and Smith, 2001），从这一点看，随机效应方法也并不总是倾向于保守的。例如，有一项研究对 21 个提供了异质性证据的 Meta 分析进行了回顾，结果发现利用随机效应法得到的合并风险比较固定效应法结果更远离无效假设，即更倾向于得出治疗有效的结论（Villar et al., 2001）。另一方面，由于随机效应对各个研究的权重分配相对趋于平均，其结果使那些样本量大、方法学及整体研究设计更出色的研究所得到的权重小于其在固定效应法中得到的权重，从这个角度而言，随机效应法产生的偏倚可能更大（Pocock and Hughes, 1990; Greenland, 1994; Poole and Greenland, 1999）。

　　当 Meta 分析纳入的各项研究得到的关联强度很近似时，随机效应法与固定效应法合并的结果也十分接近。而当各研究的结果异质性较强时，使用任何方法合并可能都不够理想；固定效应法认为各研究结果不存在异质性，而随机效应法假设各研究的结果是一个来自假想群体中的样本，二者都不完全正确。理想情况下，Meta 分析应该找到研究间异质性的真正来源，这样就可以按照这一来源对纳入的研究进行分层，使每一层内均为同质的研究，之后再采用固定效应法对各层分别进行合并归纳。但上述方法在实际应用当中存在如下问题：(1) 有时我们无法科学地判定异质性来源；(2) 可能有多个因素同时作用导致研究间存在异质性，且无法对这些因素进行有效选择以确定分组标准。针对上述问题，解决方案之一是分别使用随机效应法与固定效应法进行合并估计，观察并比较两种方法的估计点值及其置信区间（Pocock and Hughes，1990）。这样不仅可以判断是否确实存在异质性，同时也可以评估异质性对合并估计点值及其置信区间的影响。如果二者结果接近（这是最常见的情况），研究者可以在论文中报告固定效应法的合并结果，同时说明随机效应法的分析结果与之近似。如果两种方法的结果差异很大且的确有必要给出一个总体的合并估计值（可能是因为现有证据不足以解释异质性的来源），则需在论文中分别报告两种方法的结果，并同时提醒读者这两个结果可能都存在各自的局限。

第六步：利用图示呈现各研究及总体合并结果

Meta 分析通常利用森林图（Lewis and Clarke，2001）呈现各研究及合并结果的点估计值及其置信区间，森林图中的垂线代表治疗或干预无效（译者注：如 OR 或 RR 值等于 1）。

案例：使用中心静脉导管（通常应用于重症患者）是否增加感染发生风险的 Meta 分析研究，总结了 11 个随机对照试验中与使用静脉导管相关的血行性感染的发生率。这些随机对照试验将研究对象分为两组，一组在中心静脉导管中加入抗生素，另一组则使用不加抗生素的常规导管，然后比较感染事件的发生率（Veenstra et al.，1999）。结果显示，各项研究间异质性很弱（$P=0.8$），且合并结果显示使用抗生素的确能减少感染发生（$OR=0.56$，$95\%CI=0.37 \sim 0.84$）。图 8.1 为该 Meta 分析的森林图。

表示"无效"的垂线相当于 OR 值为 1。横轴为经过对数转换的 OR 值。每个方形的中心代表该研究的点估计值，方形大小代表该研究在合并过程中被赋予的权重大小。各研究结果的置信区间用一条水平线段表示。合并后结果的点估计值及其置信区间用菱形表示。

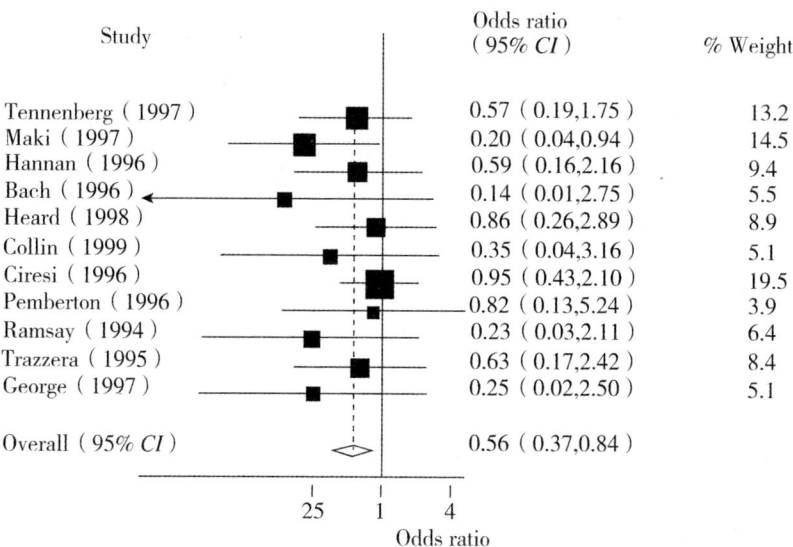

图 8.1 中心静脉导管给抗生素相对于不给抗生素患者发生感染的 OR 值森林图。根据第一作者姓氏以及发表年份对各研究进行标识。本图摘自 Veenstra et al., 1999。

第七步：灵敏度分析

在 Meta 分析中，研究的纳入标准、数据的抽提以及统计方法的选择都会对汇总结果产生影响。而 Meta 分析的魅力所在就是研究者可以针对上述问题做出不同的选择并对相应的结果——进行分析比较，从而选择最科学、合理的方法，这就是灵敏度分析（Egger and Smith, 2001; Deeks et al., 2001）。例如，假设有 9 项随机试验对某种治疗效果进行过验证，而你觉得如果进行 Meta 分析，应该首先排除掉其中的 4 项，因为它们都没有严格按照随机的原则进行分组，而这种情况已经被证明是研究结果发生偏倚比较重要的原因。尽管如此，这些研究可能仍然包含了一些重要的信息，而这些信息与分组情况无关，却能对总体的效应值产生一定影响。纳入这 4 项研究后重新进行同样的分析，可以提供更多的信息与证据。如果两次分析结果一致，则可认为排除这 4 项研究并未对主要结果产生影响；如果差异很大，研究者则需要审慎考虑这种差异的成因，如这 4 项研究实施中的分组方式是否为差异产生的唯一因素，这 4 项研究与其余 5 项研究之间是否确实存在某种潜在的差异。同样，灵敏度分析还能够检验不同的数据抽提标准与选择的统计方法是否会对最终结果产生很大影响。进行 Meta 分析实际上就是为了对现有证据进行总结和归纳，而灵敏度分析则可以使这些证据及其汇总结果变得更加完整与充分；此外，在 Meta 分析过程中还是存在一定的人为和主观因素的，灵敏度分析则可以对这些主观选择进行比较和评估，观察其对汇总结果的影响程度。

第八步：分析结果的解释

一个好的 Meta 分析是对现有知识和证据所进行的科学总结，但切不可期待 Meta 分析能够彻底回答暴露因素 X 与结局事件 Y 之间的关联问题。出现有争议的 Meta 分析和不同结论是十分常见的。以探讨饮酒与女性乳腺癌发病之间关联的 Meta 分析为例，超过 6 项 Meta 分析对几十项病例对照研究及队列研究的结果进行了汇总（Longnecker et al., 1988；Longnecker, 1994；Smith-Warner et al., 1998；Ellison et al., 2001；Hamajima et al., 2002；Shi and Copas, 2004）；虽然这些 Meta 分析发现了饮酒的女性人群中乳腺癌发病风险有所增加，但二者关联强度很弱，这样就引起了学术界对饮酒是否与乳腺癌发病存在因果关联的大讨论。

Meta 分析和单个研究一样，可能产生有争议的结果。作为一种研究方法，我们认为 Meta 分析比那些没有严格定义研究框架与方案的单纯描述性综述更好，但 Meta 分析自身并非没有缺点，分析中纳入的单个研究也不都是完美的，同时 Meta 分析自身也并不能够解答有关因果关联、疗效和筛检试验的所有问题。Meta 分析的功能是对现有的证据加以总结归纳，其分析结果能否成为继续探索的证据、一个科学问题的终极答案以及改变现有治疗方案或策略的证据，将是人们不断讨论和关注的焦点。

问题

8.1. 1991年，一项Meta分析对7项关于急性心肌梗死的临床随机对照试验进行了总结。这些研究共纳入了1301名急性心肌梗死患者。该Meta分析报告了静脉内给镁可以降低急性心肌梗死的死亡风险，$OR=0.45$（$95\%CI=0.28\sim0.71$）(Teo et al.，1991)。1992年，一项纳入了2316名研究对象的大型临床试验也观察到了同样的结果，$OR=0.76$（$95\%CI=0.59\sim0.99$）(Woods et al.，1992)。然而在1995年，另一项更大的临床试验研究（样本量为58 050人）却报告了静脉内镁治疗组的死亡率略高于对照组，风险比$=1.055$（$95\%CI=0.996\sim1.117$）(ISIS-4 Collaborative Group，1995)。

在对上述研究结果之间的差异进行讨论时，有两位学者认为(Borzak and Ridker，1995)："在解释Meta分析结果时要掌握一条重要原则，即应该把Meta分析结果看做是研究假设的产生，而不是对假设进行的验证。在没有设计完善的大样本临床试验研究结果时，即使应用Meta分析得出一定的结论，且看起来很确凿，也不能轻易将其结论推广至临床而改变现有治疗方案。"

你是否同意上述学者的观点，即Meta分析只能用来生成假设，而对假设进行验证则需要进一步开展大型临床试验？

8.2. 假设有一项设计与实施都很科学的Meta分析总结了治疗方案A与某一负性结局事件Y的关联，结果为风险比$=0.6$（$95\%CI=0.2\sim1.9$），作者由此下结论说："我们没有发现证据证明治疗方案A对结局事件Y有任何影响。"

你同意上述结论么？为什么？

8.3. 假设目前已发表了5项关于治疗方案A与负性结局事件Y（二分类变量）关联的研究。相对于对照组，干预组Y事件发生的风险比如下：

第一作者	风险比	95% 置信区间
Adams	0.94	0.80 ~ 1.10
Brown	0.30	0.09 ~ 0.97
Carter	0.98	0.92 ~ 1.04
Davis	1.06	0.98 ~ 1.15
Evans	1.01	0.92 ~ 1.11

一项刚刚结束的研究得到的风险比为 0.94（95%CI=0.90 ~ 0.99）。作者在论文中写道："本研究结果与 Brown 等开展的研究结果一致，证明治疗方案 A 是有益的。而另外 4 项研究均未发现治疗方案 A 与结局事件 Y 之间的关联。"你认为对上述结果进行这样的总结是否正确？

答案

8.1. Meta 分析与后续研究结果不一致的情况并不罕见。造成结果差异的主要原因如下：（1）Meta 分析与后续开展的大型临床试验研究的结果都是真实的，只不过 Meta 分析所纳入的研究与新的试验研究在某些重要因素方面有差异，而这些因素可能恰好对干预或治疗效果存在效应修正作用；（2）由于所纳入的研究存在偏倚而导致 Meta 分析得出有偏倚的结论，同时，Meta 分析自身也可能存在偏倚，例如发表偏倚（Egger and Smith, 1995）；（3）后续开展的大型临床试验研究有可能存在较大偏倚；（4）上述情况可能同时存在并导致结果差异。

现有证据说明小型临床试验的总体质量不如大型试验，但除了样本量外，还有其他一些特定因素导致了研究之间结果的差异，比如随机的实施程度、分组方案的保密性、双盲法的应用以及发表偏倚等（Villar et al., 1995；Flournoy and Olkin, 1995；Cappelleri et al., 1996；Ioannidis et al., 1998；Kjaergard et al., 2001）。然而有研究证明，当按照规模的大小把 Meta 分析中的全部研究划分为两组，一组为一个大型研究，另一组是其余相对小型的研究，对两组分别进行分析，二者结果通常吻合得很好（Cappelleri et al., 1996；Kjaergard et al.,

2001)。

本例中，在 2316 名患者中开展的镁治疗临床研究与在 58 050 名患者中开展的更大的临床研究结果间存在差异。这给了我们一个提示，那就是即使都是大型临床随机对照试验，其结果也同样可能出现不一致的情况。

究竟什么样的 Meta 分析和大型临床试验研究可以提供足够有力的证据以指导临床治疗呢？人们一直就这一问题不断争论和思考。然而，如果对现有证据的回顾与汇总都不能被大家采信，而是要一直等到开展一项样本量达到 58 000 人的临床研究，那么绝大部分临床治疗问题都将无法解决。如果总是坚持"只有大规模临床研究才能提供足够证据"，而对那些虽然相对较小但设计科学、实施严谨的研究视而不见的话，至少会造成两方面的问题：一是可能对被分在对照组的患者造成巨大危害，二是使本该较早接受新疗法并受益的患者不能及时接受最好的治疗。

8.2. 这一 Meta 分析的结果可以有两种解释：(1) 接受治疗方案 A 的患者不良事件 Y 的发生率的确有所下降；(2) 实际上 A 与 Y 之间并无真实关联，甚至治疗方案 A 不仅无益而且有害，但由于抽样误差的影响，得出了有益的结论。因为我们无法区分上述两种情况，所以应尽可能避免下"无效"或"无差异"的结论（Altman and Bland, 1995; Alderson and Chalmers, 2003; Alderson, 2004; Altman and Bland, 2004）。作者可以这样说："相对于安慰剂组，接受治疗方案 A 的患者结局事件 Y 的发生率更低，但由于该结果并不能明确界定治疗方案 A 是否有益，因此目前仍无法确定是否向临床推广。"

8.3. 本案例是在进行研究结果比较时常见的一种错误，我们将其形容为"计选票"式的比较（Greenland, 1987），也就是不顾各研究的具体结果及其精确程度，而是单纯地看结果有没有统计学意义，这样的比较经常会产生误导，本例即是如此。新开展的研究得到的风险比为 0.94，与 Brown 报道的 0.3 相去甚远，而两个研究唯一的共同点就是置信区间的上限都小于 1。实际上，可以认为新开展的研究所得结果（风险比 =0.94）与 Adam 报道的结果一致，也与另外 3 项研究的结果十分接近。Brown 报道的风险比 =0.3 这一结果看起来有可能是不真实的，因为它远低于其余几项研究置信区间的下限。将这 6 项研究结果进行合并（方差倒数法），结果为 0.98（95%CI=0.95 ~ 1.01）。因此，作者应该这样解释："通过将本研究与另外 5 项研究进行结果汇总，提示治疗方案 A 有可能在一定程度上能够降低结局事件 Y 的发生率，但总体上影响程度较小。"

参考文献

Alderson P. Absence of evidence is not evidence of absence. *BMJ* 2004;328: 476–477.

Alderson P, Chalmers I. Survey of claims of no effect in abstracts of Cochrane reviews. *BMJ* 2003;326:475.

Altman DG, Bland MJ. Absence of evidence is not evidence of absence. *BMJ* 1995;311:485.

Altman D, Bland JM. Confidence intervals illuminate absence of evidence [letter]. *BMJ* 2004;328:1016–1017.

Altman DG, Deeks JJ, Sackett DL. Odds ratios should be avoided when events are common. *BMJ* 1998;317:1318.

Balk EM, Bonis PA, Moskowitz H, et al. Correlation of quality measures with estimates of treatment effect in meta-analyses of randomized controlled trials. *JAMA* 2002;287:2973–2982.

Borzak S, Ridker PM. Discordance between meta-analyses and large-scale randomized, controlled trials: Examples from the management of acute myocardial infarction. *Ann Intern Med* 1995;123:873–877.

Bunn F, DiGuiseppi CG, Roberts I. Systematic reviews of injury studies. In Rivara FP, Cummings P, Koepsell TD, et al., eds. *Injury Control: A Guide to Research and Program Evaluation.* New York: Cambridge University Press; 2001:183–195.

Cappelleri JC, Ioannidis JPA, Schmid CH, et al. Large trials vs meta-analysis of smaller trials: How do their results compare? *JAMA* 1996;276:1332–1338.

Colditz GA, Burdick E, Mosteller F. Heterogeneity in meta-analysis of data from epidemiologic studies: A commentary. *Am J Epidemiol* 1995;142: 371–382.

Cook DJ, Guyatt GH, Ryan G, et al. Should unpublished data be included in meta-analyses? Current convictions and controversies. *JAMA* 1993;269: 2749–2753.

Cummings P. Meta-analysis based on standardized effects is unreliable [editorial]. *Arch Pediatr Adolesc Med* 2004;158:595–597.

DeAngelis CD, Drazen JM, Frizelle FA, et al. Clinical trial registration: A statement from the International Committee of Medical Journal Editors. *JAMA* 2004;292:1363–1364.

Deeks JJ, Altman DG, Bradburn MJ. Statistical methods for examining heterogeneity and combining results from several studies in meta-analysis. In Egger M, Smith GD, Altman DG, eds. *Systematic Reviews in Health Care: Meta-analysis in Context.* London: BMJ Publishing Group; 2001:285–312.

Der Simonian R, Laird N. Meta-analysis in clinical trials. *Cont Clin Trials* 1986;7:177–188.

Dickersin K. The existence of publication bias and risk factors for its occurrence. *JAMA* 1990;263:1385–1389.

Dickersin K, Chan S, Chalmers TC, et al. Publication bias and clinical trials. *Control Clin Trials* 1987;8:343–353.

Dickersin K, Min YI, Meinert CL. Factors influencing publication of research results: Follow-up of applications submitted to two institutional review boards. *JAMA* 1992;267:374–378.

Dickersin K, Rennie D. Registering clinical trials. *JAMA* 2003;290:516–523.

Easterbrook PJ, Berlin JA, Gopalan R, et al. Publication bias in clinical research. *Lancet* 1991;337:867–872.

Egger M, Smith GD. Misleading meta-analysis. *BMJ* 1995;310:752–754.

Egger M, Smith GD. Principles of and procedures for systematic reviews. In Egger M, Smith GD, Altman DG, eds. *Systematic Reviews in Health Care: Meta-analysis in Context.* London: BMJ Publishing Group; 2001:23–42.

Egger M, Dickersin K, Smith GD. Problems and limitations in conducting systematic reviews. In Egger M, Smith GD, Altman DG, eds. *Systematic Reviews in Health Care: Meta-analysis in Context.* London: BMJ Publishing Group; 2001:43–68.

Ellison RC, Zhang Y, McLennan CE, et al. Exploring the relation of alcohol consumption to risk of breast cancer. *Am J Epidemiol* 2001;154:740–747.

Emerson JD. Combining estimates of the odds ratio: The state of the art. *Stat Methods Med Res* 1994;3:157–178.

Emerson JD, Burdick E, Hoaglin DC, et al. An empirical study of the possible relation of treatment differences to quality scores in controlled randomized clinical trials. *Control Clin Trials* 1990;11:339–352.

Fleiss JL. The statistical basis of meta-analysis. *Stat Meth Med Res* 1993;2:121–145.

Flournoy N, Olkin I. Do small trials square with large ones? *Lancet* 1995;345:741–742.

Freemantle N, Cleland J, Young P, et al. Beta blockade after myocardial infarction: Systematic review and meta regression analysis. *BMJ* 1999;318:1730–1737.

Greenland S. Quantitative methods in the review of epidemiologic literature. *Epidemiol Rev* 1987;9:1–30.

Greenland S. Invited commentary: A critical look at some popular meta-analytic methods. *Am J Epidemiol* 1994;140:290–296.

Greenland S. Meta-analysis. In Rothman KJ, Greenland S, eds. *Modern Epidemiology.* Philadelphia: Lippincott-Raven; 1998:643–673.

Greenland S, Maclure M, Schlesselman JJ, et al. Standardized regression coefficients: A further critique and review of some alternatives. *Epidemiology* 1991;2:387–392.

Greenland S, Robins JM. Estimation of a common effect parameter from sparse follow-up data. *Biometrics* 1985;41:55–68.

Greenland S, Schlesselman JJ, Criqui MH. The fallacy of employing standardized regression coefficients and correlations as measures of effect. *Am J Epidemiol* 1986;123:203–208.

Hamajima N, Hirose K, Tajima K, et al. Alcohol, tobacco and breast cancer: Collaborative reanalysis of individual data from 53 epidemiological studies, including 58,515 women with breast cancer and 95,067 women without the disease. *Br J Cancer* 2002;87:1234–1245.

Haynes RB, McKibbon KA, Wilczynski NL, et al. Optimal search strategies for retrieving scientifically strong studies of treatment from Medline: Analytical survey. *BMJ* 2005;330:1179.

Hedges LV, Olkin I. *Statistical Methods for Meta-Analysis.* San Diego, CA: Academic Press; 1985.

Higgins JP, Thompson SG, Deeks JJ, et al. Measuring inconsistency in meta-analyses. *BMJ* 2003;327:557–560.

Ioannidis JP. Effect of the statistical significance of results on the time to completion and publication of randomized efficacy trials. *JAMA* 1998;279: 281–286.

Ioannidis JPA, Cappelleri JC, Lau J. Issues in comparisons between meta-analyses and large trials. *JAMA* 1998;279:1089–1093.

ISIS-4 (Fourth International Study of Infarct Survival) Collaborative Group. ISIS-4: A randomised factorial trial assessing early oral captopril, oral mononitrate, and intravenous magnesium sulphate in 58,050 patients with suspected acute myocardial infarction. *Lancet* 1995;345:669–685.

Jüni P, Altman DG, Egger M. Assessing the quality of randomised controlled trials. In Egger M, Smith GD, Altman DG, eds. *Systematic Reviews in Health Care: Meta-analysis in Context.* London: BMJ Publishing Group; 2001a:87–108.

Jüni P, Altman DG, Egger M. Systematic reviews in health care: Assessing the quality of controlled clinical trials. *BMJ* 2001b;323:42–46.

Jüni P, Witschi A, Bloch R, et al. The hazards of scoring the quality of clinical trials for meta-analysis. *JAMA* 1999;282:1054–1060.

Kjaergard LL, Villumsen J, Gluud C. Reported methodologic quality and discrepancies between large and small randomized trials in meta-analyses. *Ann Intern Med* 2001;135:982–989.

Lefebvre C, Clarke MJ. Identifying randomised trials. In Egger M, Smith GD, Altman DG, eds. *Systematic Reviews in Health Care: Meta-analysis in Context.* London: BMJ Publishing Group; 2001:69–86.

Lewis JA. ß-blockade after myocardial infarction: A statistical view. *Br J Clin Pharmacol* 1982;14:15S-21S.

Lewis JA, Ellis SH. A statistical appraisal of post-infarction beta-blocker trials. *Primary Cardiol* 1982;8:31–37.

Lewis S, Clarke M. Forest plots: Trying to see the wood and the trees. *BMJ* 2001;322:1479–1480.

Longnecker MP. Alcoholic beverage consumption in relation to risk of breast cancer: Meta-analysis and review. *Cancer Causes Control* 1994;5:73–82.

Longnecker MP, Berlin JA, Orza MJ, et al. A meta-analysis of alcohol consumption in relation to risk of breast cancer. *JAMA* 1988;260:652–656.

Mantel N, Haenszel W. Statistical aspects of the analysis of data from retrospective studies. *J Natl Cancer Inst* 1959;22:719–748.

Memon MA, Cooper NJ, Memon B, et al. Meta-analysis of randomized clinical trials comparing open and laparoscopic inguinal hernia repair. *Br J Surg* 2003;90:1479–1492.

Moher D, Cook DJ, Eastwood S, et al. Improving the quality of reports of meta-analyses of randomised controlled trials: The QUOROM statement. Quality of Reporting of Meta-analyses. *Lancet* 1999;354:1896–1900.

Mosteller F, Colditz GA. Understanding research synthesis (meta-analysis). *Annu Rev Public Health* 1996;17:1–23.

National Center for Biotechnology Information. PubMed Overview. Available at: *http://www.ncbi.nlm.nih.gov/entrez/query/static/overview.html#Database%20Coverage.* Accessed June 12, 2005.

Newman SC. *Biostatistical Methods in Epidemiology.* New York: John Wiley & Sons; 2001.

Olson CM, Rennie D, Cook D, et al. Publication bias in editorial decision making. *JAMA* 2002;287:2825–2828.

Pocock SJ, Hughes MD. Estimation issues in clinical trials and overviews. *Stat Med* 1990;9:657–671.

Poole C, Greenland S. Random-effects meta-analyses are not always conservative. *Am J Epidemiol* 1999;150:469–475.

Rennie D. Trial registration: A great idea switches from ignored to irresistible. *JAMA* 2004;292:1359–1362.

Rothman KJ, Greenland S. *Modern Epidemiology.* Philadelphia: Lippincott-Raven; 1998.

Sackett DL, Deeks JJ, Altman DG. Down with odds ratios! *Evid Based Med* 1996;1:164–166.

Schulz KF, Chalmers I, Hayes RJ, et al. Empirical evidence of bias: Dimensions of methodological quality associated with estimates of treatment effects in controlled trials. *JAMA* 1995;273:408–412.

Schwartz LM, Woloshin S, Welch HG. Misunderstanding about the effects of race and sex on physicians' referrals for cardiac catheterization. *N Engl J Med* 1999;341:279–283.

Shi JQ, Copas JB. Meta-analysis for trend estimation. *Stat Med* 2004;23:3–19.

Smith-Warner SA, Spiegelman D, Yaun SS, et al. Alcohol and breast cancer in women: a pooled analysis of cohort studies. *JAMA* 1998;279:535–540.

Stroup DF, Berlin JA, Morton SC, et al. Meta-analysis of observational studies in epidemiology: A proposal for reporting. *JAMA* 2000;283:2008–2012.

Sutton AJ, Abrams KR, Jones DR, et al. *Methods for Meta-analysis in Medical Research.* Chichester, England: John Wiley & Sons; 2000.

Teo KK, Yusuf S, Collins R, et al. Effects of intravenous magnesium in suspected acute myocardial infarction: Overview of randomised trials. *BMJ* 1991;303:1499–1503.

Thompson SG. Why sources of heterogeneity in meta-analysis should be investigated. *BMJ* 1994;309:1351–1355.

Thompson SG. Why and how sources of heterogeneity should be investigated. In Egger M, Smith GD, Altman DG, eds. *Systematic Reviews in Health Care: Meta-analysis in Context.* London: BMJ Publishing Group; 2001:157–175.

Thompson SG, Higgins JP. How should meta-regression analyses be undertaken and interpreted? *Stat Med* 2002;21:1559–1573.

Veenstra DL, Saint S, Saha S, et al. Efficacy of antiseptic-impregnated central venous catheters in preventing catheter-related bloodstream infection: A meta-analysis. *JAMA* 1999;281:261–267.

Villar J, Carroli G, Belizan JM. Predictive ability of meta-analyses of randomised controlled trials. *Lancet* 1995;345:772–776.

Villar J, Mackey ME, Carroli G, et al. Meta-analyses in systematic reviews of randomized controlled trials in perinatal medicine: Comparison of fixed and random effects models. *Stat Med* 2001;20:3635–3647.

Welch HG, Koepsell TD. Insurance and the risk of ruptured appendix [letter]. *N Engl J Med* 1995;332:396–397.

Woods KL, Fletcher S, Roffe C, et al. Intravenous magnesium sulphate in suspected acute myocardial infarction: Results of the second Leicester Intravenous Magnesium Intervention Trial (LIMIT-2). *Lancet* 1992;339:1553–1558.

Yusuf S, Peto R, Lewis J, et al. Beta blockade during and after myocardial infarction: An overview of the randomized trials. *Prog Cardio Dis* 1985;27:335–371.

（何忠虎 译）

索 引

A
安慰剂效应　53

B
比值比　166
病例对照研究　38, 99
不良反应　112

D
队列研究　99

F
发表偏倚　164
方差倒数法　168
非随机研究　85
风险比　166

G
固定效应　170

J
疾病　2
检验效能　17

L
临床流行病学　1
灵敏度　7
灵敏度分析　173
领先时间偏倚　33
流行病学　1
率比　166

M
Mantel-Haenszel 法　168
Meta 分析　162

Q
区组随机　63

S
森林图　172
筛检试验　6
随机对照试验　46
随机效应　170

T

特异度　7
体征　2
系统综述　162

Y

阳性似然比　11
阳性预测值　7
"一步"式设计　30

异质性　168
阴性似然比　11
阴性预测值　7

Z

诊断试验　6
症状　2
质量评分　170
治疗安全性评估　112
治疗史　130